Jost Langhorst, Annette Kerckhoff

Was tun bei Colitis ulcerosa und Morbus Crohn

Was tun bei

Colitis ulcerosa und Morbus Crohn

Naturheilkunde und Integrative Medizin

Jost Langhorst, Annette Kerckhoff

2., bearbeitete Auflage

KVC | VERLAG

KVC Verlag
Karl und Veronica Carstens-Stiftung
Am Deimelsberg 36, 45276 Essen
Tel.: +49 (0201) 56305 0
Fax: +49 (0201) 56305 30
www.kvc-verlag.de

Langhorst, Jost; Kerckhoff, Annette
Was tun bei Colitis ulcerosa und Morbus Crohn –
Naturheilkunde und Integrative Medizin

Wichtiger Hinweis: Für Angaben über Dosierungsanweisungen und Applikationsformen kann vom Verlag keine Gewähr übernommen werden. Jede Dosierung oder Applikation erfolgt auf eigene Gefahr des Benutzers. Geschützte Warennamen (Warenzeichen) werden nicht besonders kenntlich gemacht.

ISBN 978-3-933351-96-8

Umschlaggestaltung: eye-d Designbüro, Essen
Druck: Union Betriebs-GmbH, Rheinbach

Inhalt

Einleitung

Colitis ulcerosa und Morbus Crohn gehören zu den chronisch entzündlichen Darmerkrankungen (CED), an denen allein in Deutschland etwa 300.000 Menschen leiden. Chronisch entzündliche Darmerkrankungen können in sehr unterschiedlichen Schweregraden auftreten und die Lebensqualität der Betroffenen im Alltag deutlich beeinträchtigen.

Die konventionelle Therapie, auch als „Schulmedizin“ bezeichnet, ist bei CED unverzichtbar. Sie stellt die Basis der Behandlung dar.

Gleichzeitig bietet die Komplementärmedizin ein Spektrum an ergänzenden, unterstützenden Therapien und Selbsthilfemöglichkeiten, die dazu beitragen, die Beschwerden zu lindern und die Lebensqualität der Betroffenen zu verbessern.

Sinnvoll ist daher die Kombination von konventionellen und komplementären Therapiestrategien: Im akuten Schub ist die Gabe von chemisch-synthetischen Präparaten erforderlich, bei Komplikationen wie einem Darmverschluss die sofortige Operation angezeigt. Die Komplementärmedizin tritt vor allem im schubfreien Intervall in den Vordergrund. Hier trägt sie dazu bei, die

Gesundheit zu stabilisieren. Bei leichteren Beschwerden kann sie ausschließlich eingesetzt werden, bei schwereren Beschwerden unterstützend.

Als Ausdruck für die bewusste Verknüpfung von konventioneller und komplementärer Medizin wurde der Begriff „Integrative Medizin" eingeführt. Die Abteilung für Naturheilkunde und Integrative Medizin am Essener Knappschaftskrankenhaus[1], an welcher der Autor als leitender Oberarzt arbeitet, ist als Modellklinik eine der ersten Einrichtungen in Deutschland, die „integrativ" arbeitet.

Die Naturheilkunde ist ein zentraler Bereich der Komplementärmedizin. Sie stellt ein ganzheitliches Therapiekonzept dar, das auf den fünf Säulen Ernährung, Bewegung, Hydrotherapie, Pflanzenheilkunde und naturheilkundliche Ordnungstherapie fußt.

Die Carstens-Stiftung, in deren Verlag dieser Ratgeber erscheint, widmet sich der Erforschung der Komplementärmedizin. Gemeinsam mit der Deutschen Morbus Crohn / Colitis ulcerosa Ver-

---

[1] Im Folgenden Klinik für Naturheilkunde und Integrative Medizin genannt.

einigung (DCCV) förderte sie eine Studie des Autors, in der u. a. deutlich wurde, dass bei den CED-Patienten ein hoher Aufklärungs- und Informationsbedarf vor allem im Bereich der naturheilkundlichen Selbsthilfe vorhanden ist.
Genau diesem Bedürfnis möchte der vorliegende Ratgeber nachkommen. Nach der Beschreibung von Krankheitsbild und konventioneller Therapie werden wir erläutern, warum die Kombination von Schulmedizin und Komplementärmedizin sinnvoll ist und gehen dann ausführlich auf komplementärmedizinische Verfahren bei CED ein.
Schwerpunkt dieses Ratgebers ist die Naturheilkunde, vor allem die Pflanzenheilkunde, ein Bereich, mit dem der Autor als Arzt die umfangreichsten Erfahrungen hat. Gleichzeitig sind Naturheilkunde und Pflanzenheilkunde bei CED in besonderem Maße sinnvoll. Gerade bei Erkrankungen des Verdauungstraktes weisen sie unschätzbare Vorteile auf: Eine Ernährungsumstellung wie auch die Einnahme von Heilpflanzen wirken unmittelbar auf den Magen-Darm-Trakt. So haben z. B. Gerbstoffe, wie sie in Blutwurz oder Heidelbeeren vorkommen, eine adstringierende (zusammenziehende, verdichtende) Wir-

kung, die man sich bei Durchfall zunutze machen kann. Schleimstoffe legen einen Schutzfilm über die Schleimhautoberfläche, Bitterstoffe regen über die Geschmackspapillen auf der Zunge die Ausschüttung von Verdauungssäften an und wirken dadurch appetitanregend und verdauungsfördernd.

Auch Bewegung, Entspannung oder die Regelung des Tagesablaufs durch Ordnungstherapie haben über den Stoffwechsel und das vegetative Nervensystem einen zwar indirekten, aber dennoch effektiven Einfluss auf den Verdauungstrakt. Schließlich hat die Naturheilkunde einen weiteren, ganz entscheidenden Vorteil: Sie bietet die Möglichkeit, selbst aktiv zu werden, Verantwortung für die eigene Krankheit zu übernehmen und letztendlich auch einen Lebensstil zu entwickeln, der dem Fortschreiten der Krankheit entgegenwirkt und die Regeneration fördert.

Ein Buch über naturheilkundliche Selbsthilfestrategien bei CED ist nicht ganz unproblematisch: Die Ausprägung und Schwere der Symptomatik, die persönliche Veranlagung oder die Frage nach Verträglichkeiten einzelner Therapiebausteine ist gerade bei diesen Erkrankungen individuell so unterschiedlich, dass man im Prinzip keine

Pauschalempfehlungen geben kann. Für den einen ist hilfreich, was dem anderen schadet. Wir haben diesen Punkt intensiv diskutiert und uns bemüht, dieser Schwierigkeit gerecht zu werden, möchten Sie jedoch ausdrücklich bitten, die vorgeschlagenen Maßnahmen mit Ihrem behandelnden Arzt abzuklären, bevor sie mit der Selbstbehandlung beginnen. Achten Sie bitte auch auf Ihre „innere Stimme" und darauf, ob Ihnen eine Empfehlung bekommt oder nicht, ob sich Ihr Befinden verbessert oder verschlechtert. In letzterem Fall brechen Sie bitte die Selbstbehandlung ab und halten Rücksprache mit einem naturheilkundlich orientierten Arzt.
Trotz dieser Bedenken machen die langjährigen Erfahrungen des Autors Mut, als Patient selber aktiv zu werden. Zahlreiche CED-Patienten, die mit schwerer Symptomatik in die Klinik für Naturheilkunde und Integrative Medizin in Essen kamen, konnten durch den Einsatz der dort praktizierten und in diesem Ratgeber beschriebenen Maßnahmen, also durch eine Veränderung ihres Lebensstils, erreichen, dass Symptome sich besserten, Häufigkeit und Intensität der Schübe abnahmen, dass die Medikamentendosen und die Nebenwirkungen reduziert werden

konnten. Ganz nebenbei fühlten sie sich wohler, entspannter, gesünder: Die Ernährungsumstellung verbessert das Allgemeinbefinden. Die regelmäßigen Entspannungsübungen helfen dabei, mit Stress, Sorgen und Ärger besser umzugehen und kleine Aus-Zeiten in den Alltag einzubauen. Die tägliche Bewegung – und sei es nur in Form von Treppensteigen, Fahrradfahren, Gehen und Spazierengehen – sorgt für einen körperlichen Ausgleich, verbessert die körperliche Fitness und schafft ein Ventil, um Stress abzubauen.

Damit wird deutlich: Die Bausteine des hier vorgestellten Therapiekonzept sind nicht ausschließlich für CED-Patienten bestimmt, sie eignen sich auch für Patienten mit anderen Beschwerden – und nicht zuletzt für Angehörige der Patienten wie auch für viel beschäftigte Oberärzte und Fachjournalistinnen wie die beiden Autoren. Auch wir bemühen uns, die vorgeschlagenen Maßnahmen im Alltag umzusetzen.

Dieses Buch richtet sich an Patienten mit CED. Wir hoffen, dass der vorliegende Ratgeber offene Fragen zur Komplementärmedizin bei CED beantwortet, ihre Möglichkeiten, aber auch Grenzen aufzeigt. Wir würden uns freuen, wenn der Ratgeber Sie dazu ermutigt, konventionelle und naturheilkundliche Therapien zu kombinieren und Impulse liefert, Ihr Leben in dem einen oder anderen Bereich neu zu gestalten. Vielleicht hilft er Ihnen dabei, das Leben mit CED besser zu bewältigen.

Essen und Berlin im Mai 2009
Jost Langhorst und Annette Kerckhoff

Der Verdauungstrakt

Um zu verstehen, welche Symptome Colitis ulcerosa und Morbus Crohn kennzeichnen, zu welchen Komplikationen es kommen kann und wo die konventionellen und naturheilkundlichen Therapiestrategien ansetzen, möchten wir an dieser Stelle kurz auf die Verhältnisse im gesunden Verdauungstrakt eingehen.

Der Aufbau des Verdauungstraktes

Den Verdauungstrakt oder Magen-Darm-Trakt kann man sich wie einen langen Schlauch mit einzelnen Ausstülpungen vorstellen, der von der Mundhöhle bis zum Anus (Darmausgang) reicht. Dieser Schlauch ist im erschlafften Zustand etwa neun Meter lang, wobei der längste Teil mit etwa sechs bis sieben Metern Länge der Dünndarm ist. Dieser „Verdauungsschlauch" hat die Aufgabe, die aufgenommene Nahrung so aufzuschließen, dass ihr die Nährstoffe entzogen und in den Körper aufgenommen werden können, um dort wieder als Bausteine für wichtige Körperfunktionen zu dienen.

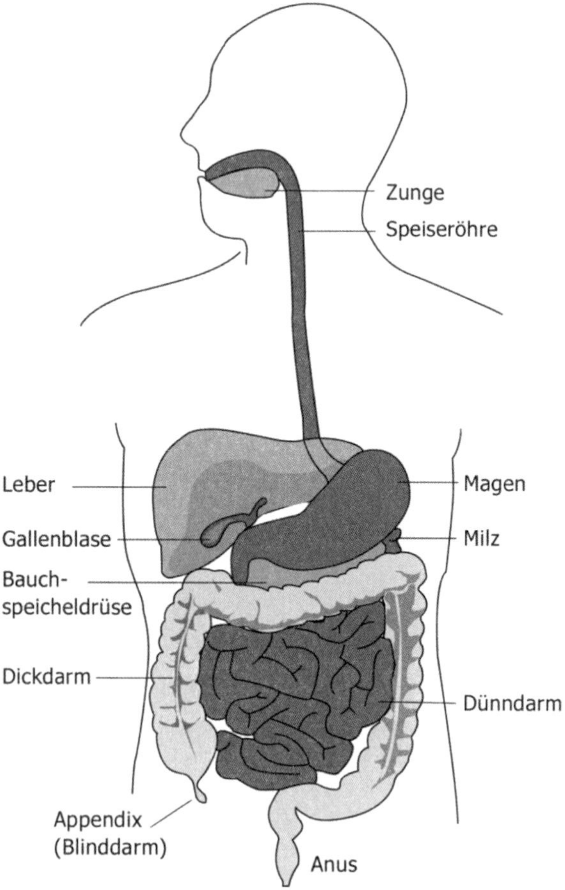

Abbildung 1: Der Verdauungstrakt

Im **Mund** werden die aufgenommenen Speisen zunächst mechanisch zerkleinert – daher tut jeder, der lange kaut, seinem Magen einen großen Gefallen, nimmt er ihm doch die Arbeit ab, herunter geschlungene Nahrung mühsam zu zersetzen. Im Mund wird die Nahrung mit Speichel vermischt, der insbesondere die Eiweiße mit Hilfe von Enzymen als „Beschleuniger" in Einzelbestandteile aufteilt.

Mund und Rachen sind wichtige Abwehrzonen: Hier befinden sich Gaumen- und Rachenmandeln, die den Körper vor Krankheitserregern schützen.

Der **Rachen** führt bis zum Kehlkopf. Hier teilen sich die Wege für Luft und Nahrung. Die Luftröhre führt zur Lunge, die Speiseröhre zum Magen. Die **Speiseröhre** ist durch eine besonders glatte Schleimhaut im Inneren gekennzeichnet, damit die Speisebrocken gut nach unten in den Magen rutschen.

Der **Magen** ist ein starker Hohlmuskel, dessen Aufgabe es ist, den Speisebrei zu vermengen und mit Enzymen zu durchmischen. Hier wird die Magensäure produziert, die dann unter den

Speisebrei gemischt wird. Der Magen vollführt dabei einen echten Balanceakt: Auf der einen Seite muss die Magensäure genug Salzsäure enthalten, um auch Schwerverdauliches zu zersetzen, auf der anderen Seite darf die Magensäure aber nicht die eigene Schleimhaut angreifen. Zu diesem Zweck gibt es so genannte Becherzellen, die Schleim produzieren, welcher sich als schützende Schicht über die Innenwände des Magens legt. Ein labiles Gleichgewicht – das leicht aus den Fugen gerät.

Nachdem im Magen der Speisebrei vermischt und zerkleinert wurde, ist es nun die Aufgabe des **Dünndarms**, die verwertbaren Nährstoffe aus diesem Gemisch herauszufiltern und durch die Schleimhautwand in die Blutbahn aufzunehmen. Auf einer Fläche, die in aufgefaltetem Zustand der Größe eines Tennisplatzes entsprechen würde, werden in den mehrfach gefalteten Dünndarmzotten die Nährstoffe aufgenommen und dann über das Blut in den Rest des Körpers transportiert. Dort dienen sie als Bausteine für den Aufbau von Gewebe oder körpereigenen Substanzen.

Im **Dickdarm** schließlich wird dem verbliebenen Darminhalt Wasser entzogen, er wird eingedickt und kurz vor dem Darmausgang für die Ausscheidung gesammelt.

Die Schichten des Verdauungstraktes

Es ist hilfreich, sich neben dem allgemeinen Aufbau des Verdauungstraktes auch seine verschiedenen Schichten anzusehen. Tatsächlich ist er von der Speiseröhre bis zum Darmausgang in etwa ähnlich aufgebaut und besteht im Großen und Ganzen aus vier Schichten, die jeweils wieder in einzelne Schichten untergliedert sind.

Ganz innen befindet sich eine Schleimhautschicht, die **Mucosa**. In der Mucosa findet der Kontakt mit der Nahrung statt. Die Schleimhaut enthält verschiedene Drüsen, u. a. die Schleim produzierenden Becherzellen. Im Dünndarm werden die gespaltenen Nährstoffe über die Schleimhaut in die Blutgefäße aufgenommen, im Dickdarm wird über die Schleimhaut dem Darminhalt Wasser entzogen, um ihn einzudicken.

Direkt unter der Mucosa befindet sich als Übergang zur Muskelschicht die **Submucosa**, ein dichtes, blutgefäß- und nervenreiches Bindegewebe.

Die dritte Schicht ist eine Muskelschicht, die so genannte **Muscularis**, die je nach Region und Funktion des entsprechenden Bereiches dicker oder dünner ist. Die Muskelschicht hat die Aufgabe, den Nahrungsbrei durchzumengen – dies geschieht vor allem im Magen – oder auch weiterzubefördern, wie im Darm. Die Muskeln der Verdauungsorgane zählen zu der so genannten glatten Muskulatur: Sie werden vom unwillkürlichen (vegetativen) Nervensystem gesteuert.
Auch das Volumen des Darminhaltes beeinflusst die Muskelschicht: Ist der Darm gut gefüllt, reagiert die Darmmuskulatur auf die Ausdehnung mit verstärkter Aktivität – ein Mechanismus, den wir uns beim Einsatz von Quellmitteln oder Ballaststoffen, die den Darminhalt künstlich vergrößern, zu Nutze machen.
Die vierte Schicht, die so genannte **Serosa**, ist die äußere Schutzschicht des Verdauungsschlauches. Sie besteht aus einer Deckschicht und einer Bindegewebsschicht. Bindegewebe dient im Organismus stets dazu, ein Organ oder Organsystem zu umhüllen, festzuhalten, zu fixieren.
Auf der Abbildung sehen wir die Schichten des Verdauungsschlauches. Dabei sind ganz innen die unterschiedlichen Oberflächen der Mucosa

im Verlauf des Verdauungstraktes dargestellt: Die Schleimhaut in der Speiseröhre ist noch glatt, im Dünndarm liegt eine starke Fältelung mit Darmzotten vor, durch welche die Oberfläche um ein Vielfaches vergrößert wird. Becherzellen sind Schleim produzierende Zellen, Krypten sind Einbuchtungen oder Einfurchungen.

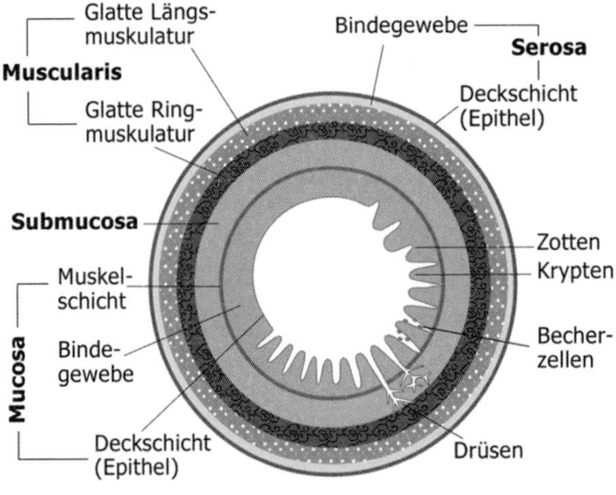

Abbildung 2: Schichten des Verdauungstraktes (Querschnitt)

Chronisch entzündliche Darmerkrankungen

Colitis ulcerosa, Morbus Crohn und die so genannte Colitis indeterminata werden unter dem Begriff „chronisch entzündliche Darmerkrankungen" zusammengefasst und mit CED abgekürzt. Von Colitis indeterminata spricht man, wenn nach der Untersuchung nicht eindeutig zwischen Morbus Crohn oder Colitis ulcerosa unterschieden werden kann. Dies ist in etwa 10–20 % der Untersuchungen der Fall.
Chronisch entzündliche Darmerkrankungen haben wichtige Merkmale gemeinsam:

- Sie sind durch ein Entzündungsgeschehen im (Magen-) Darm-Trakt gekennzeichnet.
- Sie verlaufen häufig in wiederkehrenden (rezidivierenden) Schüben.

Früher konnte man die einzelnen Formen der CED nicht unterscheiden. Dies ist erst möglich, seitdem man mit den neuen Techniken der bildgebenden Verfahren, hier insbesondere Spiegelung (Endoskopie), Ultraschall (Sonographie), Computertomographie (CT) und Magnetresonanztomographie (MRT; Kernspin) sehr viel ge-

nauer die Weichteile im Körperinneren erkennen kann.
Da die Therapie – ob konventionell oder naturheilkundlich – wie auch die naturheilkundliche Selbsthilfe bei Colitis ulcerosa und Morbus Crohn in weiten Teilen übereinstimmen, haben wir uns entschieden, die beiden Krankheiten auch in diesem Ratgeber zusammenzufassen.
Chronisch entzündliche Darmerkrankungen treten bevorzugt bei jungen Erwachsenen auf. Wie schwer die Erkrankung ist, in welchem Bereich und in welchem Ausmaß der Darm betroffen ist, wie häufig und wie heftig die Schübe auftreten, wie die Krankheiten verlaufen und in welchem Maße es zu Komplikationen kommt, ist sehr unterschiedlich.

Symptome

Typische Symptome, die den Verdacht auf eine chronisch entzündliche Darmerkrankung nahe legen, sind:

- Chronischer Durchfall (flüssig-breiiger Stuhl), häufiger als 3 x täglich, länger als zwei Wochen oder immer wiederkehrend (rezidivierend)

- Blutbeimengungen im Stuhl
- Bauchschmerzen

Beim Morbus Crohn treten vermehrt krampfartige Schmerzen und Veränderungen an der Haut und dem Mund sowie Einrisse und Abszesse in der Analregion auf. Patienten mit Colitis ulcerosa leiden eher unter blutigen Durchfällen.
Allgemeinsymptome wie Appetitlosigkeit, Gewichtsverlust, Abgeschlagenheit und Fieber kommen bei beiden Krankheiten vor, sind aber beim Morbus Crohn etwas häufiger.
Weitere Symptome und die Unterschiede zwischen Colitis ulcerosa und Morbus Crohn werden weiter unten genauer beschrieben.

Diagnose

Zur Diagnosestellung einer chronisch entzündlichen Darmerkrankung wird zunächst eine intensive Befragung und eine Untersuchung des gesamten Körpers durchgeführt. Bei der Stuhluntersuchung werden Krankheitserreger identifiziert. Die Blutuntersuchung liefert Hinweise auf das Allgemeinbefinden, auf Blutarmut, Mangelzustände und ein Entzündungsgeschehen im

Körper. Ultraschall (Sonographie), Röntgenuntersuchung oder Magnetresonanztomographie (MRT) und vor allem die Darmspiegelung (Koloskopie) sind die bildgebenden Verfahren, die die Diagnose CED erhärten. Die Darmspiegelung ermöglicht dem untersuchenden Arzt, den Zustand des Darmes „vor Ort" zu betrachten und gleichzeitig Gewebeproben zu entnehmen, die weitere Untersuchungen ermöglichen.

Eine für den Patienten weniger belastende Maßnahme ist die Überprüfung von Entzündungsmarkern im Stuhl (z. B. Lactoferrin, Calprotectin). Die Bestimmung der Werte ermöglicht das frühzeitige Erkennen von akuten Entzündungen und Entzündungsschüben. Leider sind die Laboruntersuchungen derzeit keine Kassenleistung.

Ursachen

Die Ursachen der chronisch entzündlichen Darmerkrankungen sind bis heute nicht abschließend geklärt.

Plausibel jedoch ist, dass es sich bei diesen komplexen Erkrankungen auch in der Ursache um ein komplexes Zusammenspiel von mehreren Faktoren handelt. Man spricht in der Medizin von ei-

nem „multifaktoriellen Geschehen". Dies bedeutet, dass unterschiedliche Faktoren – als Auslöser oder Ursache oder im Sinne eines begünstigenden Faktors – eine Rolle spielen.
Jeder einzelne dieser Faktoren würde vermutlich nicht ausreichen, die Krankheit zum Ausbruch zu bringen. Kommt jedoch eines zum nächsten, so kann dies den Krankheitsausbruch begünstigen.
Bei CED werden folgende Faktoren diskutiert:

- Eine genetische Veranlagung, die von Eltern oder Großeltern vererbt wird, sorgt für eine erhöhte Krankheitsbereitschaft.
- Krankheitserreger wie Bakterien, Viren oder Pilze führen zu Infektionen im Darm selbst und begünstigen dadurch eine CED.
- Bei der Entstehung von CED spielen die Darmflora und die so genannte Darmbarriere (die Eigenschaft des Darmes, sich zur „Außenwelt", d. h. beim Darm zum Inneren, dem Darmlumen hin, abzuschirmen) eine Rolle.
- Auch überschießende Entzündungsreaktionen oder fehlgeleitete Abwehrmechanismen können CED verursachen. Richten sich diese Mechanismen, die an sich zur Abwehr nach außen gedacht sind, gegen den eigenen Körper, kommt es zu so genannten Autoimmungeschehen.

- Vermutet wird auch, dass die Ernährung einen Einfluss auf CED hat. Dies ist insofern plausibel, als der Magen-Darm-Trakt intensiven Kontakt zum Nahrungsbrei hat. Diskutiert wird der möglicherweise schädliche Einfluss von Zucker, Margarine, Kuhmilch (aufgrund Eiweißallergie oder Milchzuckerunverträglichkeit), von Fetten (insbesondere gehärtete Fette) und einer ballaststoffarmen Kost. Letztendlich konnte das jedoch in wissenschaftlichen Studien (noch) nicht zweifelsfrei bewiesen werden.
- Die Psyche und soziale Faktoren, d. h. das soziale Umfeld des Patienten, haben ebenfalls ein Einfluss, der sich direkt oder indirekt auf das Krankheitsgeschehen auswirkt. In besonderem Maße reagiert der Verdauungstrakt jedoch auf Stress und Anspannung.
- Diskutiert werden schließlich auch Umweltfaktoren wie Klima und Hygiene. Bei der Colitis ulcerosa konnte man beispielsweise beobachten, dass die Krankheit häufiger in den Industrieländern der nördlichen Welthalbkugel vorkommt als in den weniger industrialisierten Ländern der südlichen Weltkugel.

Colitis ulcerosa und Morbus Crohn

Die **Colitis ulcerosa** ist eine chronische, d. h. langandauernde, schubweise verlaufende Erkrankung. Sie wird offiziell definiert als wiederkehrende, entzündliche und mit Geschwüren einhergehende Erkrankung des Dickdarms (*Colon*) und des Mastdarms (*Rektum*). Von den Entzündungen betroffen ist die innere Schleimhautschicht des Darms, die Zahl der Becherzellen ist vermindert. Becherzellen sind für die Schleimproduktion und damit auch für den Schutz der Schleimhaut selbst zuständig.
Wichtige **Symptome** sind, wie oben beschrieben, Durchfall, Darmblutungen und Schmerzen. In schweren Fällen haben Patienten deutliche Blutbeimengungen im Stuhl, sie leiden an Blutarmut (Anämie).
Zu den weiteren **Komplikation** einer Colitis ulcerosa zählen Einrisse in der Schleimhaut (Fissuren) und das so genannte toxische Megacolon, eine starke und potenziell lebensbedrohliche Ausdehnung des Dickdarms, die aber heutzutage sehr selten ist. Bei langer Krankheitsdauer und schwerem Verlauf ist das Risiko, an Darmkrebs zu erkranken, erhöht.

Colitis ulcerosa bricht häufig im Alter zwischen 25 und 35 Jahren aus. Prinzipiell können auch Kinder oder ältere Menschen neu erkranken. Sind Kinder und Jugendliche betroffen, kann es zu Beeinträchtigungen der Entwicklung und des Wachstums kommen.

Morbus Crohn wird offiziell definiert als Erkrankung mit subakuten oder chronischen Entzündungen des Verdauungstraktes von Mund bis Anus. Dies bedeutet, dass die Entzündungen nicht plötzlich auftreten und dann wieder verschwinden, wie das bei einer akuten Erkrankung typischerweise der Fall ist, sondern eher schleichend (subakut) oder sogar anhaltend (chronisch) verlaufen. Häufig ist der letzte Abschnitt des Dünndarms (Ileum) betroffen, so dass man auch von einer Ileitis terminalis spricht.
Typische **Symptome** des Morbus Crohn sind krampfartige Schmerzen, Appetitlosigkeit und Durchfall.
Es kommt zu örtlichen Entzündungen mit winzigen Kratern in der Schleimhaut (Mikroerosionen), zu Geschwüren und Einrissen (Fissuren), die in schweren Fällen durch Mucosa, Submucosa bis zur Muscularis brechen können.

Weitere **Komplikationen** sind Abszesse und Fisteln, d. h. nicht natürlich vorhandene Verbindungskanälchen zwischen zwei Darmschlingen oder zwischen dem Darm und umliegendem Gewebe oder der Haut. Ein besonderes Risiko besteht für Morbus Crohn-Patienten in entzündlichen Verengungen (Stenosen) des Darms, die zu einem Verschluss führen können.
Benannt ist der Morbus Crohn nach dem amerikanischen Arzt Burrill Bernard Crohn (1884–1983), der die Krankheit zusammen mit seinen Kollegen Leon Ginzburg und Gordon D. Oppenheimer erstmals 1932 beschrieb. Die Erkrankung beginnt meist zwischen dem 20. und 40. Lebensjahr. Neben den Symptomen, die den Verdauungstrakt betreffen, kann es auch zu Hautveränderungen, Gelenkschwellungen und Augenentzündungen kommen.
Abbildung 3 zeigt den gesunden Darm (oben) und die Komplikationen bei CED (unten) im Gewebequerschnitt. Man sieht die tiefen Einrisse bis durch die Muscularis beim Morbus Crohn und die deutliche Geschwürsbildung in den Krypten bei Colitis ulcerosa.

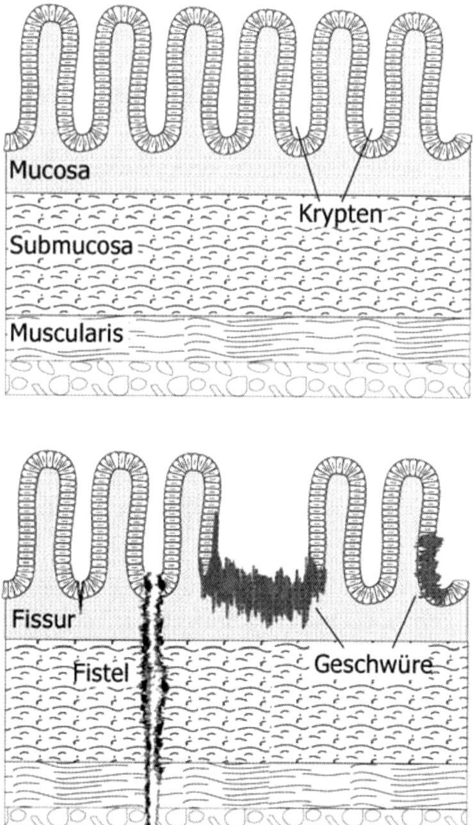

Abbildung 3: Komplikationen bei CED

! Bitte gehen Sie außer der Reihe zum Arzt, wenn folgende Beschwerden auftreten:

- Die Stuhlfrequenz steigt auf mehr als 3 x pro Tag an.
- Der Stuhl wird (für mehr als zwei Wochen) breiiger oder flüssiger.
- Sie haben Blutbeimengungen im Stuhl.
- Sie leiden unter häufigen, krampfartigen Bauchschmerzen.
- Sie haben Fieber.
- Sie leiden unter Nachtschweiß.
- Sie verlieren Körpergewicht.
- Sie leider unter Gelenkschmerzen.
- Sie beobachten Hautveränderungen.

Die konventionelle Therapie

Grundsätzlich unterscheidet man bei der Behandlung, ob der Patient sich in einem Schub oder in einem schubfreien Intervall ohne Krankheitsaktivität (Remission) befindet. Im Schub geht es primär darum, die Entzündung zu behandeln. In der schubfreien Pause ist das primäre Ziel, einen weiteren Schub zu vermeiden und die Gesundheit zu stärken.
Die schulmedizinisch-medikamentöse Therapie der chronisch entzündlichen Darmerkrankungen zielt vor allem darauf, die Entzündung einzudämmen, die Symptome zu lindern und einen schubfreien, inaktiven Zustand (Remission) zu erhalten. Spricht die medikamentöse Therapie nicht ausreichend an bzw. liegt eine der lebensbedrohlichen Komplikationen vor, muss gegebenenfalls operiert werden.

Arzneimittel

Die konventionelle Therapie der Colitis ulcerosa und des Morbus Crohn richtet sich nach Aktivität, Ausdehnung und Verlauf der Erkrankung.

Bei leichterem Befall wird der Stoff **Mesalazin** (5-Aminosalizylsäure) topisch (Zäpfchen, Einläufe oder einführbare Schäume) oder systemisch (Tabletten, oral) verabreicht. Mesalazin hemmt entzündungsfördernde Botenstoffe in der Darmschleimhaut. Es wirkt antientzündlich und schmerzstillend am Ort des Geschehens selbst.

Wird Mesalazin nicht vertragen, kann im Fall der Colitis ulcerosa das Bakterium **Escherichia coli Stamm Nissle 1917** (Mutaflor®) eine Alternative für die Remissionserhaltung sein.

Studien haben vor allem für die Colitis ulcerosa belegt, dass auch im entzündungsfreien Intervall bis zu zwei Jahre lang Medikamente (Mesalazin, Escherichia coli) eingenommen werden sollten, um einem erneuten Schub vorzubeugen.

Daneben gibt es Präparate, in denen Mesalazin mit anderen Substanzen kombiniert wird. Durch die Kombination mit einem Sulfonamid, z. B. in Form von **Sulfasalazin**, wird die Freisetzung der 5-Aminosalizylsäure verzögert, bis sie den Dickdarm erreicht hat.

Bei schlechtem Ansprechen auf Mesalazin oder höherer Krankheitsaktivität verabreicht man so genannte **Corticosteroide** (Corticoide, Cortison). Corticosteroide sind Hormone, die im Körper selbst in der Nebennierenrinde produziert werden und stark antientzündlich wirken. Die chemisch-synthetischen Präparate bilden die körpereigenen Wirkstoffe in etwa nach. Corticosteroide sind wichtige und potente Medikamente für die Behandlung und Eindämmung einer akuten Entzündung.

Bei länger anhaltender Gabe von Corticosteroiden kann es zu Nebenwirkungen kommen, wobei vor allem Magenbeschwerden, Wasser- und Fetteinlagerungen, Veränderungen im Knochenaufbau und Zuckerstoffwechsel (Gefahr von Diabetes) sowie Haut- und Schleimhauschäden vorherrschen. Wichtig ist zudem, Corticosteroide nicht einfach abzusetzen, sondern langsam auszuschleichen, damit die unter der Medikamentengabe künstlich unterdrückte Corticoid-Produktion im Körper wieder aktiviert wird.

Bei schwierigen Verlaufsformen kommen zusätzlich **immunsuppressiv** wirkende Mittel zum Einsatz. Bei häufigen Rückfällen bzw., wenn die erforderliche Menge an Corticosteroiden hoch ist oder der Körper nicht ausreichend darauf anspricht, versucht man, das Immunsystem medikamentös zu dämpfen („Immunsuppression“). Ziel ist es, die überschießende Entzündungsaktivität zu stoppen, um die Corticosteroide absetzen zu können.

Operation

Wenn die medikamentöse Therapie bei CED nicht anspricht oder wenn schwere Komplikationen auftreten, muss eine Operation in Erwägung gezogen werden. Beim Morbus Crohn wird gegebenenfalls bei folgenden Komplikationen operiert:

- Darmverengungen (Stenosen)
- Fisteln
- Abszesse
- Einriss oder Durchbruch der Darmwand (Perforation)

Bei Colitis ulcerosa ist eine Operation vor allem bei folgenden Komplikationen angezeigt:

- Anhaltende Blutungen, die nicht auf Medikamente reagieren
- Schwere Dysplasie, d. h. Veränderungen der Gewebestruktur als Vorstufe für ein Karzinom
- Karzinom
- Toxisches Megakolon (selten)

Etwa zwei Drittel der Morbus Crohn-Patienten werden im Verlauf ihrer Erkrankung operiert, manche sogar mehrfach. Man versucht dabei, die erkrankten Darmabschnitte so sparsam wie möglich, wenn möglich minimalinvasiv („Schlüsselloch-Operation"), zu entfernen.
Auch die Zahl der chirurgischen Eingriffe bei Colitis ulcerosa-Patienten ist hoch. Nach einer Erkrankungsdauer von 20 Jahren wird bei jedem zweiten Patienten eine teilweise oder vollständige Entfernung des Dickdarms (Kolektomie) durchgeführt.
Diese Zahlen und die eher symptomatisch orientierten medikamentösen Strategien der konventionellen Medizin legen nahe, die Komplementärmedizin zur Erweiterung des Therapiespektrums zu nutzen.

Komplementärmedizin und Integrative Medizin bei CED

Schulmedizin und Komplementärmedizin

Als „Schulmedizin" oder „konventionelle Medizin" wird die Medizin bezeichnet, wie sie derzeit an den Universitäten gelehrt wird und als Standard gilt. Sie basiert maßgeblich auf den Erkenntnissen der modernen Wissenschaften, vor allem der Naturwissenschaften.

Alle Verfahren, die nicht im engeren Sinne zur Schulmedizin gehören, wurden früher unter dem Begriff „Alternativmedizin" zusammengefasst – und das waren Dutzende von Therapieverfahren. Heute verwendet man den Begriff „Komplementärmedizin", um auszudrücken, dass die gemeinten Verfahren eine Ergänzung, eine Unterstützung der konventionellen Therapie darstellen sollen.

Die Kombination von Schulmedizin und Komplementärmedizin ist sinnvoll, weil diese beiden „Konzepte" der Medizin in ihrer Therapie unterschiedlich ansetzen.

Die Schulmedizin erforscht die Zusammenhänge im Körper selbst intensiv und hat Möglichkeiten geschaffen, von außen einzugreifen und zu regulieren. Sie kann z. B. Fehlsteuerungen des Körpers durch Medikamentengaben gegensteuern.
Im Vergleich zur Schulmedizin funktioniert die komplementärmedizinische Therapie mehr nach dem Motto „Hilfe zur Selbsthilfe". Wesentliches Ziel ist es, die Gesundheit des Patienten zu stabilisieren, damit er besser in der Lage ist, mit Krankheitserregern und anderen externen Belastungen umzugehen.
Die Kombination von konventionellen und komplementärmedizinischen Elementen wird heute, wie eingangs beschrieben, als „integrativ" bezeichnet. Das Selbstverständnis der Integrativen Medizin ist die individualisierte Kombination der konventionellen Standardtherapie mit Methoden der Komplementärmedizin, ihr explizites Ziel, den Patienten mit seinen Beschwerden in seiner Gesamtheit zu verstehen und zu behandeln.
Wie würde man die beiden Ansätze bei CED „integrativ" nutzen? Die folgende Übersicht fasst die Unterschiede und den daraus resultierenden Einsatz beider Methoden zusammen:

	Schulmedizin	**Komplementär-medizin**
Wann?	Hochakute Zustände, Notfälle	Schubfreie Zeit, leichtere Beschwerden
Wozu?	Verminderung der Entzündung	Stärkung des Gesamtorganismus und der Psyche; Reduzierung der Medikamentendosis
Wie?	Entzündungshemmende bzw. immunsupprimierende Medikamente, Operation	Ernährungsumstellung, Bewegung, Entspannung, Ordnungstherapie, Hydrotherapie, Pflanzenheilkunde
Motto	„Hilfe von außen“	„Stärkung von innen“

Verfahren der Komplementärmedizin

Die Komplementärmedizin umfasst einen sehr breiten und in sich heterogenen Bereich von Therapieverfahren.
Um eine gewisse Orientierung zu gewinnen, wird heute, entsprechend der Definition der Fachgesellschaften und der ärztlichen Weiterbildungsordnung in Deutschland, vor allem zwischen der klassischen Naturheilkunde und den erweiterten Verfahren unterschieden.
Die fünf Säulen der Naturheilkunde (Ernährung, Bewegung, Hydrotherapie, Pflanzenheilkunde und Ordnungstherapie) wurden mit der Zeit „modernisiert" und ausgedehnt, so dass heute eine ganze Reihe von Verfahren dazu zählen. Auf die fünf Bereiche und ihren Einsatz bei CED gehen wir weiter unten noch ausführlicher ein.
Als erweiterte Verfahren werden folgende Therapien eingestuft: Neuraltherapie, Osteopathie, Akupunktur und traditionelle Chinesische Medizin sowie „ausleitende" und „ableitende" Verfahren (z. B. Schröpfen, Blutegel).
Homöopathie und Anthroposophische Medizin gelten als eigenständige Therapierichtungen.

Studienlage zur Komplementärmedizin bei CED

Hintergrund

Bis vor kurzem wurden in Deutschland keine oder nur wenige Studien zum Einsatz von Komplementärmedizin bei Patienten mit chronisch entzündlichen Darmerkrankungen durchgeführt. Dies spiegelt sicher auch das über lange Zeit geringe Forschungsinteresse und die schwache Forschungspräsenz der Naturheilkunde wider, die sich traditionell eher als Erfahrungswissenschaft verstand.

In den letzten Jahren stieg das Interesse an komplementärmedizinischen Verfahren in der Bevölkerung, auch unter CED-Patienten. Nicht wenige wurden selbst aktiv, verließen sich dabei jedoch auf Empfehlungen aus dem persönlichen Umkreis oder auf Ratgeber. Die Krankenkassen wiederum forderten wissenschaftliche Nachweise für die Bewertung der einzelnen Verfahren und die Kostenübernahme.

Eine derartige Forschung ist aus verschiedenen Gründen unerlässlich: um die Erfolge komplementärmedizinischer Verfahren bei einzelnen Krankheiten besser einstufen zu können, die

Komplementärmedizin in die Kostenübernahme zu bringen, an den Universitäten zu etablieren – vor allem aber, um den Patienten optimal zu versorgen.

Zur Situation in Deutschland

Wie beschrieben, lagen – trotz einer langen und einflussreichen Geschichte der Naturheilkunde – für Deutschland lange keine repräsentativen und publizierten Daten über den Einsatz von Naturheilkunde bei CED vor.
In Zusammenarbeit mit der Karl und Veronica Carstens-Stiftung und der Deutschen Morbus Crohn / Colitis ulcerosa Vereinigung e. V. (DCCV) führte der Autor deshalb mehrere Studien mit den folgenden Schwerpunkten durch:

- Erhebung über die Anwendung von naturheilkundlichen und komplementärmedizinischen Therapieverfahren bei Patienten mit chronisch entzündlichen Darmerkrankungen.
- Untersuchung zu den Effekten der naturheilkundlichen Ordnungstherapie bei Patienten mit Colitis ulcerosa.

Befragung zur Anwendung von Komplementärmedizin bei CED

In einer ersten Studie wurden 1000 CED-Patienten nach ihrer aktuellen Therapie, ihrem Interesse und ihrer Inanspruchnahme von CAM[2] befragt. Die Befragten litten seit durchschnittlich 15 Jahren an einer chronisch entzündlichen Darmerkrankung. Die Ergebnisse der Befragung werden im Folgenden kurz zusammengefasst:

- Die Hälfte der Befragten hatte Vorerfahrungen mit dem Einsatz von CAM, wobei deutlich mehr Patienten mit Colitis ulcerosa als mit Morbus Crohn angaben, schon einmal ein komplementäres Verfahren eingesetzt zu haben. Ein großer Teil der befragten Patienten hatte Therapieerfahrungen mit den klassischen Elementen der Naturheilkunde.
- Homöopathie und Phytotherapie waren die am häufigsten genannten komplementären Behandlungsformen, und auch für Ayurvedische Therapieverfahren (hier vor allem Weih-

---

[2] CAM steht für Complementary and Alternative Medicine und ist der in der Wissenschaft international gebräuchliche Begriff für Komplementärmedizin.

rauch) und die Traditionelle Chinesische Medizin lagen Erfahrungen vor.

- Auffällig war, dass über der Hälfte der Befragten schon Probiotika eingenommen hatte.
- Mehr als zwei Drittel der Patienten hatten den Eindruck, dass Stress einen negativen Einfluss auf die Erkrankung hat und schon einmal unmittelbar zum Auslösen eines Schubes geführt habe. Entsprechend erwarteten die meisten, dass eine „bessere Stresstoleranz" den Krankheitsverlauf positiv beeinflussen würde. Etwa die Hälfte der Patienten führten gelegentlich Entspannungsübungen durch, allerdings nur 9 % regelmäßig.
- Fast jeder zweite Befragte gab an, die komplementären Therapien selber durchzuführen, ein Drittel der Patienten suchte einen Heilpraktiker als CAM-Therapeuten auf, ein weiteres Drittel einen Arzt für Naturheilkunde. Für ein Viertel der Befragten war ein Gastroenterologe der Behandler mit einem CAM-Verfahren.
- Eine Kombination von naturheilkundlichen bzw. komplementärmedizinischen und schulmedizinischen Verfahren innerhalb einer Kli-

nik würden sich mehr als neun von zehn der Befragten wünschen.

- Häufig genannte Gründe für den Einsatz von CAM waren „die Suche nach der optimalen Therapie“, der Wunsch nach Stärkung der Eigenaktivität und der Eigenverantwortung sowie ein ganzheitlicher Therapieansatz, „der Wunsch, ohne Cortison auszukommen“, Nebenwirkungen der konventionellen Therapie, die Möglichkeit, durch den Einsatz von CAM-Verfahren die Dosis der konventionellen Therapie zu verringern. Einige beschrieben gar, dass das Absetzen eines konventionellen Medikamentes durch die komplementäre Therapie möglich geworden sei.
- Nur ein Viertel der Befragten fühlte sich ausreichend über das Thema Naturheilkunde und Komplementärmedizin bei CED informiert. Informationen erhielten sie über die Selbsthilfegruppe, Medien (Fernsehen, Zeitschriften), das Internet. Nur ein Drittel bekam die Informationen über CAM von ihrem Arzt.

Studie zur naturheilkundlichen Ordnungstherapie bei Patienten mit Colitis ulcerosa

„Man muss nicht alles mögen, man muss es einfach nur tun. (...) Die täglichen Übungen dauern maximal 30 Minuten, ein Zeitaufwand für mehr Lebensqualität. Sie sind mir zu einem guten Freund geworden – eine Verabredung mit mir selbst."

(Eine Teilnehmerin der Studie)

In der ersten Studie konnte gezeigt werden, dass das Interesse der Patienten an komplementärmedizinischen Verfahren groß war. Daher verfolgte der zweite Forschungsschwerpunkt vorrangig die Fragen, welche Auswirkung ein naturheilkundlich-ordnungstherapeutisches Programm auf die Lebensqualität, auf körperliches und seelisches Wohlbefinden von CED-Patienten hat.

Hierzu wurden 30 Patienten mit Colitis ulcerosa nach dem Zufallsprinzip in zwei Gruppen eingeteilt. Die eine Gruppe nahm sofort an der naturheilkundlichen Ordnungstherapie teil, bei der anderen Gruppe – der „Kontrollgruppe" – begann die Therapie erst drei Monate später.

Die Patienten in der Therapiegruppe absolvierten ein 60-stündiges Übungsprogramm, das sich über zehn Wochen erstreckte. Dieses Programm beinhaltete:

- Naturheilkundliche Selbsthilfestrategien mit einem Schwerpunkt auf Wasseranwendungen und Pflanzenheilkunde
- Bewegungstherapie
- Ernährungstherapie auf der Grundlage einer leichten Vollwertkost
- Schulung in Stresserkennung und -reduktion
- Entspannung

Die wichtigsten Ergebnisse lassen sich wie folgt zusammenfassen:
Eine Lebensstilveränderung im Rahmen der naturheilkundlichen Ordnungstherapie verbessert die Lebensqualität von Patienten mit Colitis ulcerosa, sogar noch drei Monate nach Therapieende. Darüber hinaus zeigten sich im Vergleich zu der Wartegruppe mit konventioneller Therapie eine signifikante, d. h. statistisch aussagekräftige Verbesserung der Darmfunktion sowie der allgemeinen psychischen Gesundheit, der emotionalen Grundstimmung, der Vitalität und dem Ausmaß, in dem emotionale Probleme die Arbeit oder andere tägliche Aktivitäten beeinträchtigen.
Aus den Ergebnissen und Erfahrungen dieser Studie ergeben sich interessante Anregungen für

die Zukunft. Die Verbesserungen von Lebensqualität und Darmfunktion wurden bei Patienten in Remission oder mit relativ niedriger Krankheitsaktivität erzielt. Von großem Interesse ist es nun, zu untersuchen, wie Colitis ulcerosa-Patienten mit hoher oder chronischer Krankheitsaktivität von einem solchen begleitenden Therapieansatz profitieren bzw., wie die Ergebnisse bei Patienten mit Morbus Crohn aussehen würden.

Elsenbruch, S.; Langhorst, J. et al: Effects of mind-body therapy on quality-of-life and neuroendocrine and cellular Immune functions in patients with ulcerative colitis.
Psychotherapy and Psychosomatics 2005; 74: 277–287.

Langhorst, J. et al: Effects of a comprehensive lifestyle modification program on quality of life in patients with ulcerative colitis:
A twelve-month follow-up study. Scandinavian Journal of Gastroenterology 2007; 6: 734–745.

Naturheilkundliche Ordnungstherapie bei CED

Die naturheilkundliche Ordnungstherapie, wie sie in der Klinik für Naturheilkunde und Integrative Medizin praktiziert und in der beschriebenen Studie geprüft wurde, basiert auf den fünf Säulen Bewegung, Atmung, Entspannung, Ernährung und Selbsthilfe.

Das Essener Modell kombiniert dabei Elemente der klassischen Naturheilkunde mit einem modernen Therapiekonzept, das aus der Harvard Medical School stammt und als Mind/Body Medizin bezeichnet wird. Deutlich wird, dass die moderneren Konzepte den Umgang mit Stress in den Vordergrund stellen.

Das Essener Modell ist ein Konzept, in dem zahlreiche Therapeuten – Ärzte, Ordnungstherapeuten, Physiotherapeuten, Yogalehrer etc. – mit dem Patienten arbeiten. Wenn Sie ein solches Programm durchführen wollen, sollten Sie sich daher an die Klinik oder an professionelle Behandler wenden.

Für die einzelnen Bausteine der naturheilkundlichen Ordnungstherapie liegen auch für chronisch entzündliche Darmerkrankungen verschiedene

Publikationen vor. In der auf den letzten Seiten beschriebenen ersten randomisiert-kontrollierten[3] Studie bei Patienten mit Colitis ulcerosa konnte eine deutliche und nachhaltige Verbesserung der Lebensqualität nachgewiesen werden.

In den letzten Jahren gab es zwei Ausgaben des Journals der DCCV, *Bauchredner*, die für Patienten sehr informativ sind:
Heft 4/2003: Ordnungstherapie
Heft 2/2008: Komplementärmedizin
Kontakt und Bezug über www.dccv.de

---

[3] Kontrolliert bedeutet, dass es eine Kontrollgruppe gibt, welche die zu prüfende Therapie nicht (oder in diesem Fall später) erhält. Randomisiert heißt, dass die Patienten nach dem Zufallsprinzip (z. B. durch Würfeln) auf die Gruppen verteilt werden.

Zum Einstieg: Ein Erfahrungsbericht

Christoph Vahnenbruck

Im Januar 2005 erlitt ich meinen ersten Schub. Ich bekam massive Darmblutungen, hatte aber keine Durchfälle und auch zuvor keine anderen Symptome bemerkt. Den zweiten und dritten Schub bekam ich jeweils im Abstand von zwölf Monaten.

Eigentlich bemerkte ich ansonsten kaum Symptome. Zwischendurch hatte ich hin und wieder Schmerzen im Magen-Darm-Bereich, manchmal kombiniert mit Durchfall, aber nie über einen längeren Zeitraum. Auch die empfohlene Ernährungsumstellung habe ich nicht als Einschränkung empfunden. Ich esse auf Anraten des Arztes kaum Fett, nichts Scharfes, wenig Zucker, trinke kaum Alkohol und Kaffee, dafür habe ich probiotischen Joghurt und Vollkornbrot auf meinen Speiseplan gesetzt. Nur der Zuckerverzicht fällt mir schwerer.

Die Krankheitsschübe und die damit verbundenen Krankenhausaufenthalte waren immer eine Belastung, und langsam wuchs auch die Unruhe, dass sie immer wiederkommen würden.

Nachdem die Diagnose Morbus Crohn gestellt war, wurde ich auf folgende Medikamente gesetzt:

- Entzündungshemmende Medikamente
- Eisen zum Blutaufbau
- Systemisches und darmwirksames Cortison
- Immunsuppressivum

Mit der Zeit wuchs mein Wunsch, nicht mehr so viel „Chemie“ nehmen zu müssen und einen Weg zu finden, selbst auf die Krankheit Einfluss zu nehmen.

Im April 2007, also nach meinem dritten Schub, ging ich für 14 Tage in die Klinik für Naturheilkunde und Integrative Medizin in Essen. Zuvor wurde ich nur „konventionell“ behandelt und hatte keinerlei komplementärmedizinische Erfahrungen gesammelt. Ich war aber völlig offen.

In der Klinik erfuhr ich zum ersten Mal von der Ordnungstherapie (Mind/Body Medizin). Auch die Kneipp-Anwendungen, Entspannungstechniken (Muskelentspannung nach Jacobsen, Yoga, Qigong) und einige Ernährungstipps waren neu für mich. Vor allem die Entspannungstechniken zu Stressabbau bzw. -bewältigung und die

Informationen zur richtigen Ernährung haben mich angesprochen.
Nach dem Klinikaufenthalt hatte ich keinen neuen Schub mehr – also seit über zwei Jahren. Eine regelmäßige Überprüfung der Blutwerte und auch des Calprotectin-Wertes im Stuhl zeigen keine akuten Entzündungen. Von Dr. Langhorst habe ich im Rahmen einer Studie erfahren, dass das Messen der Entzündungswerte im Stuhl (z. B. Calprotectin) eine wichtige Information über Entzündungen im Darm geben kann. Bisher ist keine erneute Darmspiegelung durchgeführt worden. Ich lasse den Calprotectin-Wert immer noch regelmäßig überprüfen.
Die medikamentöse Therapie konnte nach dem Klinikaufenthalt verändert werden: Mir wurde geraten, das Immunsuppressivum weiter einzunehmen, seit dem Klinikaufenthalt nehme ich aber keine weiteren Medikamente mehr.
An dem Programm der Klinik hat mir besonders die Betreuung und die Behandlung gut getan: Ich wurde nicht nur medizinisch und medikamentös versorgt, sondern erhielt Hilfe zur Selbsthilfe. Ich lernte unterschiedliche Entspannungstechniken kennen und wählte für mich diejenige aus, die mir am meisten gefiel. Das hat

mir die Umsetzung im Alltag erleichtert: Der Klinikaufenthalt hat bewirkt, dass ich auch heute noch regelmäßig Yoga mache, meine Ernährung umgestellt habe beziehungsweise auf meine Ernährungsgewohnheiten achte. Ich habe es sogar geschafft, beruflich und privat Stress und Anspannung zu reduzieren.
Nach dem Krankenhausaufenthalt fühlte ich mich gewappnet, selbständig mit der Erkrankung umzugehen, so dass ich das Angebot, noch zusätzliche Termine in der Tagesklinik wahrzunehmen, aktuell nicht anzunehmen brauchte.

Verfahren zur Stressreduzierung

Es gibt starke Hinweise auf einen unmittelbaren Zusammenhang zwischen psychosozialem Stress und dem Auftreten von chronisch entzündlichen Darmerkrankungen. So erleben viele Betroffene psychischen Stress als krankheitsauslösend, wie in der oben genannten Befragung gesehen wurde.
In Patientenstudien konnte die Arbeitsgruppe der amerikanisch-italienischen Wissenschaftlerin Susan Levenstein zeigen, dass Langzeitstress die Krankheitsaktivität bei Patienten mit Colitis ulcerosa beeinflusst und dass der Stress mit der Entzündungsaktivität im Zusammenhang steht.

Levenstein, S. et al: Stress and exacerbation in ulcerative colitis: A prospective study of patients enrolled in remission. The *American Journal* of *Gastroenterology* 2000; 95: 1213–1220.

Alltagsstress und vegetatives Nervensystem

Der Mensch von heute ist zahlreichen Reizen, Anforderungen und Belastungen ausgesetzt. Die Folge sind Schlafstörungen, Rückenschmerzen,

psychische Beschwerden, Bluthochdruck oder eben Erkrankungen des Verdauungstraktes.
Woran liegt das? Zahlreiche innere Organe werden durch das vegetative Nervensystem beeinflusst und gesteuert. Dieses vegetative Nervensystem hat zwei Schenkel, die als Gegenspieler fungieren: den Sympathikus und den Parasympathikus. Vereinfacht dargestellt sorgt der Sympathikus für einen Zustand direkter Leistungsbereitschaft, er wird stimuliert, wenn wir uns unter akuten Anforderungen, unter Stress befinden, wenn wir schnell auf eine Situation reagieren müssen. Der Parasympathikus sorgt für Erholung, Regeneration, Verdauung, Schlaf. Im natürlichen Ablauf wird der Sympathikus in Situationen innerviert, die sofortige Reaktion und Leistungsbereitschaft erfordern. Ist die Anforderung vorüber, tritt der Parasympathikus in Aktion: Es kommt zur Regeneration. Die in der Leistungsphase verbrauchte Energie wird nun wieder neu getankt.
Unser modernes Leben birgt die Gefahr, dass die Alarmbereitschaft durch immer neue Reize, Stimulatoren und Anforderungen anhält und eine Erholung ausbleibt.

Wer heute gesund bleiben will, muss das durch die Lebensbedingungen entstandene Ungleichgewicht von zu viel Anspannung und zu wenig Entspannung bewusst ausgleichen. Entspannende Verfahren spielen dabei eine große Rolle. Wichtig ist aber auch das Bemühen um einen bewussten, konzentrierten und achtsamen Lebenswandel, der Hetze, Zeitdruck und „Multitasking" zu vermeiden versucht, bei dem man sich darum bemüht, sich auf das zu konzentrieren, was man gerade tut, in dem es Aus-Zeiten und Pausen gibt.

Ausgewählte Therapieformen

Entspannungstechniken zielen auf ein inneres Gleichgewicht zwischen Körper, Geist und Seele ab. Die Erfahrung mit CED-Patienten hat gezeigt, dass es kein Patentrezept gibt, Stress und Anspannung auszugleichen. Für den Einen bringen Entspannungsverfahren die ersehnte Ruhe, der Nächste findet sie beim Spazierengehen oder in der Gartenarbeit, der Dritte schließlich muss sich sportlich „abreagieren", um Frust und zurückgehaltene Aggressionen los zu werden.

Entspannungsverfahren, die sich für Patienten mit CED eignen, sind z. B. Achtsamkeitsmeditation, Autogenes Training, Meditation, Progressive Muskelentspannung, Yoga oder Qigong.

! Es ist sinnvoll, diese Verfahren in einem Kurs zu erlernen und durchzuführen.

Die **Achtsamkeitsmeditation** ist ein in den USA entwickeltes und dort mittlerweile weit verbreitetes Verfahren, das auf eine buddhistische Meditationspraxis zurückgeht. Achtsamkeit wird definiert als Bewusstsein für die Gegenwart mit einer inneren Haltung, die nicht wertet.
Sie können Ihren Alltag achtsam gestalten, indem Sie immer wieder innehalten, in sich hineinspüren, bewusst ein- und ausatmen. Hier ein paar Ratschläge:

– Nehmen Sie sich auf dem Weg zur Arbeit ein paar Minuten Zeit, auf Ihren Atem zu achten. Gehen Sie mit Aufmerksamkeit durch den Körper. Wo sind Verspannungen? Sind die Schultern hochgezogen? Bewegt sich der Bauch beim Atmen?

- Am Arbeitsplatz angekommen, achten Sie darauf, wie Sie Ihre Arbeitskollegen begrüßen – mit einem Lächeln, nur so dahin gesagt oder gar mürrisch?
- Versuchen Sie, in der Mittagspause möglichst den Arbeitsplatz zu verlassen, um an einem anderen Ort zu essen. Wenn Sie essen, schmecken Sie jeden Bissen. Das Gespräch beim Essen sollte sich möglichst nicht um Arbeitsthemen drehen.
- Ist nach dem Mittagessen noch ein wenig Zeit? Wie wäre es mit einem Spaziergang?
- Nutzen Sie Ihre Freizeit zum bewussten Ausgleich und zur Erholung. Verzichten Sie auf „unverdauliche" Nachrichten und verwenden Sie Zeit, Aufmerksamkeit und Zuwendung auf sich selbst, auf Ihre Familie und Freunde.

Empfehlenswert sind zum Achtsamkeitstraining die Bücher von Jon Kabat-Zinn, z. B.:

Jon Kabat-Zinn: Stressbewältigung durch die Praxis der Achtsamkeit, CD und Begleitbuch, Arber Verlag 1999, 19,90 €

Das **Autogene Training** ist ein aus der Hypnose entstandenes Entspannungsverfahren zur „konzentrativen Selbstentspannung“. Es wurde von dem Neurologen Prof. Dr. Johannes Heinrich Schulz Ende der zwanziger Jahre des letzten Jahrhunderts entwickelt. Schulz erkannte, dass sich durch Vorstellungskraft und Autosuggestion Körperfunktionen steuern lassen. Durch einfache Übungen und klare Formeln („Ich bin ganz ruhig. Mein Arm ist schwer. Mein Herz schlägt gleichmäßig.“ usw.) kann ein hohes Maß an Entspannung erreicht werden.

Das Wort **Meditation** kommt aus dem Lateinischen und bedeutet „auf etwas sinnen, nachdenken“. Der Begriff umfasst verschiedene Methoden einer spirituellen Praxis, deren Ziel die innere Sammlung ist. Den erstrebten Zustand „gedanklicher Leere“ erreicht man durch bestimmte Körperhaltungen oder Atemformen, allein oder in der Gruppe, im Stillen oder in Bewegung.
Einen echten Effekt der Meditation wird man erst durch viel Übung erreichen. Für den Einstieg oder zur Anleitung für Meditation im Alltag können wiederum die Bücher von Jon Kabat-Zinn hilfreich sein.

Jon Kabat-Zinn: Gesund durch Meditation. Das große Buch der Selbstheilung, Knaur 2011, 9,99 €

Jon Kabat-Zinn: Im Alltag Ruhe finden. Meditationen für ein gelassenes Leben, Knaur 2008, 9,99 €

Qigong ist nach der Definition der Deutschen Qigong Gesellschaft „ein moderner chinesischer Begriff für eine Vielfalt von Traditionen des kunstvollen Umgangs mit Qi (Lebensenergie)." Der Begriff bezeichnet Atem- und Meditationsübungen aus der Traditionellen Chinesischen Medizin, die zur Anregung der Selbstheilung eingesetzt werden.
Durch Konzentration, bewusstes Atmen und bestimmte Bewegungen werden innere und äußere Kräfte gesammelt und gestärkt, um so gegen Ungleichgewichte und Disharmonien zu wirken. Wichtig ist die Stärkung der Achtsamkeit auf den gegenwärtigen Moment.

Weitere Informationen finden Sie im Internet unter www.qigong-gesellschaft.de

Ernährung

Es gibt keine Ernährungsform, die als spezielle Colitis ulcerosa- oder Morbus Crohn-Diät etabliert ist. Allerdings weisen retrospektive[4] Studienergebnisse darauf hin, dass ein hoher Konsum von Fastfood, von tierischen Fetten und raffinierten Zuckern das Risiko, an Colitis ulcerosa zu erkranken, erhöht.
Die Ernährung sollte jeweils der aktuellen Krankheitssituation angepasst werden. Die Leistung des Darms, die Befindlichkeit des Patienten und individuelle Unverträglichkeiten müssen dabei berücksichtigt werden. In akut entzündlichen Stadien ist eine leicht verdauliche Schonkost erforderlich, die mit dem behandelnden Arzt abgesprochen wird. Nach einem Schub sollte man beachten, dass der Magen-Darm-Trakt wieder langsam und stufenweise an eine normale Ernährung gewöhnt wird. Dabei ist es wichtig, Mangelsituationen und Untergewicht auszugleichen.

---

[4] Bei einer retrospektiven Studie greift man auf Informationen und Daten zurück, die vor dem Beginn der Studie gesammelt wurden.

Im Folgenden wird es vor allem um die Ernährung in der Phase der Remission gehen. Eigene Erwähnung finden die Ernährung bei Stenosen und bei Laktoseintoleranz.

! Nachgewiesene Mangelzustände, Beschwerden durch Stenosen, Zustand nach Darmresektion, Störungen der Fettverdauung oder Laktoseintoleranz müssen mit dem behandelnden Arzt geklärt werden.

Ernährung zur Remissionserhaltung

Zur Remissionserhaltung bei CED empfiehlt die Klinik für Naturheilkunde und Integrative Medizin gemäß den Empfehlungen der Deutschen Gesellschaft für Ernährung eine leichte mediterrane Vollwertkost, die eine optimale Versorgung mit Vitaminen, Mineralstoffen und Omega-3-Fettsäuren gewährleistet. Sie ist reich an Antioxidantien und enthält wenig tierische Fette.
Für die mediterrane Vollwertkost gelten ganz allgemein folgende Empfehlungen:

- Nehmen Sie pro Tag mindestens 1,5 Liter Flüssigkeit zu sich, in Form von (möglichst stillem) Mineralwasser, Kräuter- oder Früchtetees, verdünnten Fruchtsäften etc.

- Trinken Sie nicht zu den Mahlzeiten, um die Verdauungssäfte nicht unnötig zu verdünnen, sondern 45–60 Minuten danach.
- Nehmen Sie – nach der Regel „5-mal am Tag" – täglich mehrmals Gemüse und Obst zu sich, wenn Sie es vertragen roh oder sonst gegart. Bitte testen Sie ungewohnte Gemüse erst gegart, dann roh und zunächst nur in kleinen Portionen. Auch naturbelassene Tiefkühlware ist empfehlenswert.
- Besonders gesund ist grünes Blattgemüse, z. B. Spinat, Rucola oder Mangold sowie Broccoli, Tomaten und Möhren.
- Essen Sie reichlich kohlenhydratreiche und ballaststoffhaltige Lebensmittel, z. B. Vollkornnudeln, Vollkornreis, Getreideflocken, Grieße, Kartoffeln, Vollkornbrot (fein gemahlen).
- Verwenden Sie vor allem Olivenöl, Rapsöl, Leinöl, Sojaöl und Walnussöl. Diese Öle enthalten äußerst wertvolle Inhaltsstoffe. Sonnenblumenöl, Distelöl oder Maiskeimöl sind weniger empfehlenswert.
- Essen Sie zweimal pro Woche Seefisch. Belassen Sie es möglichst bei 1–2 Portionen Fleisch oder Wurst und bei 2–3 Eiern pro Woche.

- Nehmen Sie mindestens 250 ml bzw. 250 g Milch, Joghurt, Dickmilch oder Buttermilch und zwei Portionen Käse (à 40 g) pro Tag zu sich. Sollten Sie den Milchzucker nicht vertragen (Laktoseintoleranz), so gibt es auch laktosearme Produkte.

! Essen Sie in aller Ruhe und kauen Sie die Speisen lange. Dies erhöht die Bekömmlichkeit.

Spezielle Empfehlungen bei CED

Sigrid Bosmann, die Ernährungsberaterin der Klinik für Naturheilkunde und Integrative Medizin, rät, bei chronisch entzündlichen Darmerkrankungen folgende Lebensmittel zu vermeiden:

- Scharf Gebratenes und mit stark erhitzten Fetten zubereitete Gerichte
- Fette und geräucherte Fleisch-, Wurst-, und Fischwaren
- Hart gekochte Eier und fette Eierspeisen, Mayonnaisen
- Vollfette Milchprodukte (z. B. Sahnequark)
- Große Mengen Streich- und Kochfett
- Fette Brühen, Suppen und Soßen

- Fette oder frittierte Kartoffelzubereitungen
- Frisches Brot und frische oder sehr fette Backwaren
- Sehr grobe Vollkornbrote, ganze Körner
- Stark gesalzene, sehr saure oder stark gewürzte Produkte
- Blähend wirkende Lebensmittel wie Kohl, Lauch, Zwiebeln, Pilze, Paprika oder getrocknete Hülsenfrüchte
- Nicht voll ausgereiftes Obst, Steinobst, Zitrusfrüchte, Nüsse, Mandeln, Pistazien
- Saure kohlensäure-, koffeinhaltige und alkoholische Getränke aller Art, eisgekühlte Getränke
- Fettreiche Süßwaren und -speisen

i Erfahrungsgemäß lösen diese Speisen bei mehr als 5 % der Patienten Unverträglichkeiten aus.

Die folgenden Lebensmittel dagegen sind je nach Verträglichkeit bei CED besonders empfehlenswert.

- Aprikosen
- Avocado
- Bananen
- Broccoli
- Emmentaler
- Feigen
- Frischkäse
- Getreidekeimlinge
- Grünes Gemüse
- Haferflocken

- Karotten
- Kartoffeln
- Kiwi
- Mandeln
- Mango
- Milchprodukte (halbfett)
- Milchsauer vergorene Lebensmittel
- Mineralwasser (still)
- Muskelfleisch
- Naturreis
- Nussmus oder Mandelmus
- Samen
- Sanddorn
- Sesam
- Sonnenblumenkerne
- Spinat
- Tomaten
- Thunfisch
- Vollkornprodukte (fein gemahlen)
- Weichkäse

Ernährung bei Stenosen

Bei Verengungen des Darms (Stenosen) ist ballaststoffarme, leicht verdauliche Nahrung, z. B. Zwieback, Knäckebrot, Weißbrot, Quark, Hüttenkäse usw. geeignet. Besonders gut sind fein gemahlene Nüsse (Nussmus, Mandelmus).
Vermeiden Sie faser- und kernreiches Obst und Gemüse wie Zitrusfrüchte, Spargel, Trauben und Rhabarber. Unzerkleinerte Nüsse, grobes Vollkornbrot und rohes Sauerkraut sind besonders ungeeignet.

! Besonders wichtig bei Stenosen:
Bitte kauen Sie gründlich und trinken Sie viel.

Ernährung bei Laktoseintoleranz

Laktoseintoleranz stellt die durch einen bestimmten Enzymmangel verursachte Unverträglichkeit von Laktose (Milchzucker) dar.
Auch hier ist es wichtig, eine Reihe von Empfehlungen zu beachten. Gut geeignet für die Ernährung sind lang gereifte Schnittkäse und Sauermilchprodukte. Im Handel gibt es laktosearme Milch, die in der Regel besser vertragen wird. Kalziumreiches Mineralwasser und kalziumreiches Obst und Gemüse (Fenchel, Broccoli, Spinat, Beeren) und fein gemahlenes Vollkorn sind empfehlenswert. Sojamilch, Reismilch, Hafermilch, Mandelmilch, Sojajoghurt, Tofu, pflanzliche Brotaufstriche oder Sprossen sind gut für die laktosearme Ernährung.
Vermeiden Sie jungen Käse, Milch und daraus hergestellte Lebensmittel wie Kakao, Pudding, Eiscreme oder Schokolade sowie Brüh- bzw. Kochwürste.

Anna Paul, Sigrid Bosmann: Vegetarisch vollwertig kochen. Patientenratgeber Natur und Medizin Nr. 38, 8,- €
(Bezug über www.naturundmedizin.de)

Bewegungstherapie

Bewegung hat einen nachweislich positiven Einfluss auf die Lebensqualität von Patienten mit chronisch entzündlichen Darmerkrankungen. Beachtenswert ist vor allem der vorbeugende Effekt von Bewegung. Sie ist also für Patienten in Remission ein wichtiger Therapiebaustein.
Als Sportarten für körperliches Training sind vor allem Ausdauersportarten wie Walking, Nordic Walking, Schwimmen, Radfahren und Joggen zu empfehlen.
Wir möchten Ihnen aber besonders nahelegen, die Bewegung im Alltag zu intensivieren:

- Versuchen Sie, Autofahrten durch Fußwege oder Radfahren zu ersetzen.
- Benutzen Sie in Zukunft konsequent die Treppe statt Rolltreppe oder Fahrstuhl.
- Steigen Sie ein oder zwei Stationen früher aus dem Bus und gehen Sie den Rest der Strecke zu Fuß.

Das Gehen im Alltag ist auch Thema eines Ratgebers aus dem KVC Verlag.

Martin Müller-Stahl: Natürlich zu Fuß – Gesund unterwegs im Alltag und beim Wandern, KVC Verlag 2008, 14,90 €

Die Ambulanz für Prävention und Integrative Medizin an der Berliner Charité (CHAMP) empfiehlt den Patienten, 10 000 Schritte am Tag zu gehen, um die Gesundheit zu stärken, Krankheit zu lindern, die Leistungsfähigkeit zu verbessern und das Wohlbefinden zu steigern.

Weitere Informationen finden Sie unter:
www.zehntausendschritte.de

Gleichzeitig scheint es uns sinnvoll, auch an anderer Stelle im Alltag Elemente der Bewegungsschulung zu integrieren und das Körperbewusstsein zu schulen:
- Kontrollieren Sie zwischendurch immer wieder Ihre Körperhaltung: Ist der Kopf nach vorn gestreckt, sind die Schultern nach oben gezogen, ist der Unterkiefer verkrampft? Stellen Sie sich vor, dass am Scheitelpunkt des

Kopfes ein Faden befestigt ist, der Sie sanft nach oben zieht. Die Füße stehen fest auf dem Boden und sind gleichmäßig belastet, die Knie sind locker, das Becken ist leicht nach vorn gebeugt, der Rumpf ist aufrecht. Lassen Sie die Schultern fallen – sie sind meist angespannt. Lockern Sie den Unterkiefer. Im besten Fall befindet sich der Körper in einer Haltung, bei der eine imaginäre senkrechte Achse durch Ohren, Schultern, Hüfte und Knöchel verläuft.
- Stellen Sie sich beim Gehen vor, dass Sie ein dickes Buch auf dem Kopf balancieren – und probieren Sie dies auch einmal aus.
- Achten Sie beim Gehen darauf, dass die Schritte tatsächlich in den natürlichen drei Phasen verlaufen: Aufsetzen, Abrollen und Abstoßen.
- Wie atmen Sie? Auch im Alltagsgeschäft ist immer wieder Zeit für einen tiefen Atemzug – und dafür, die im Bauch angespannte Energie durch einen langen Ausatemzug loszuwerden. Dies kann durch schlichtes Ausatmen geschehen, durch einen Seufzer oder mit etwas Zwerchfelltraining auf ein langes „fff".
- Ein leichtes Lächeln verhindert hässliche Gesichtsfalten und verbessert ganz nebenbei die Nasenatmung.

- Sie stehen in der Warteschlange? Ein bisschen Zehengymnastik lockert die Füße und verbessert den Stand.
- An der roten Ampel? Jetzt ist Zeit für so genannte isometrische Übungen. Drücken Sie beide Hände für einige Sekunden gleichzeitig links und rechts fest an das Lenkrad. Lockern. Pressen. Lockern – und dann ist es auch schon wieder grün.
- Werden Sie sich bewusst, ob Sie Lasten gleichmäßig verteilt tragen, in beiden Händen, auf beiden Schultern.
- Seit Stunden am Schreibtisch? Ziehen Sie immer wieder einmal die Schultern hoch – und lassen Sie sie fallen. Das geht übrigens auch ohne Schreibtisch, überall und jederzeit.
- Ihren Venen tun Sie etwas Gutes, wenn Sie (beim Warten auf den Bus) auf der Bordsteinkante kippeln, ihrem Rücken, wenn Sie sich zwischendurch auch mal mit den Händen an eine Türkante hängen.

Sie sehen, die Beispiele für den Alltag sind fast unerschöpflich und können zur gesundheitsfördernden Gewohnheit werden.

Vielleicht ist für Sie auch ein ganz anderer Weg geeignet: Sportarten, bei denen Sie die tagsüber angestaute Energie, den Alltagsstress und den Frust loswerden können. Probieren Sie es einfach aus!

Die Auswahl der Bewegungs-/Sportart ist abhängig von Konstitution, Neigung und Trainingszustand, aber auch vom aktuellen und langfristigen Verlauf der CED. Im hochakuten Schub ist körperliche Schonung empfohlen.

Physikalische Therapie

Die physikalische Therapie, die mit Wickeln und Güssen, Sauna, Wärme- und Kältereizen, Klima- und Luftkuren, Abbürsten etc. zu den originären Naturheilverfahren gehört, hat vor allem einen Effekt: Sie regt die Körperfunktionen an – und sie härtet ab. Durch das Training der Blutgefäße – bei Wärme erweitern sie sich, bei Kälte ziehen sie sich zusammen – wird die aktive Erwärmung des ganzen Körpers bis hin zu Händen und Füßen geübt. Dies verbessert nicht nur das Körpergefühl, sondern auch die Abwehr.

Für die Anwendung daheim ist es wichtig, vor allem zwei Punkte zu kennen, die in der physikalischen Therapie eine große Rolle spielen: Das Verhältnis von Reiz und Reaktion (Regulation), daneben die Effekte von Kälte und Wärme.

Reiz und Reaktion (Regulation)

Physikalische Therapieanwendungen stellen einen Reiz für den Organismus dar. Dieser Reiz hat das Ziel, die körpereigenen Regulationskräfte anzuregen, beispielsweise Atmung, Kreislauf, Verdauung etc. Auf die inneren Organe wirkt die Anwendung von der Haut aus über Nervenbahnen, die die Haut mit inneren Organen verbinden.

Reize können eine unterschiedliche Stärke haben, die bei physikalischen Therapien vor allem über die Temperatur und die Größe der behandelten Körperfläche reguliert wird.

Die Reizstärke wird abhängig von der gesundheitlichen Verfassung des Kranken gewählt, um ihn nicht zu überfordern.

! Für die Selbsthilfe gilt: Weniger ist mehr!
Seien Sie vorsichtig mit starken Reizen.

Wärme und Kälte

Wärme und Kälte haben unterschiedliche Effekte auf den Organismus. Bei Wärmeanwendungen steigen Hautdurchblutung, Schweißproduktion, Herzschlag und Herztätigkeit, wogegen der Blutdruck sinkt. Bei Kälte steigen Blutdruck und Herzschlag, Stoffwechsel und Muskeldurchblutung werden angeregt. Wärme wirkt allgemein entspannend, Kälte anregend und schmerzlindernd. Warme Wickel führen passiv zu einer verstärkten Durchblutung.
Kalte Wickel entziehen zunächst Wärme, bei längerer Anwendung – wie z. B. bei dem hier vorgestellten kühlen Leibwickel – kommt es zu einer aktiven Wiedererwärmung des Körpers.
Gegenanzeigen für Wärme- und Kälteanwendungen sind Empfindungsstörungen der Haut, wie sie bei Durchblutungsstörungen und Erkrankungen der peripheren Nerven (Spätfolge des Diabetes) auftreten können.

! Keine Wärmeanwendungen bei akuten Entzündungen!

Achten Sie auf eine gute Vorbereitung. Legen Sie insbesondere bei Wickeln die benötigten Materialien bereit. Gehen Sie noch einmal auf die Toilette. Lüften Sie das Zimmer, vermeiden Sie jedoch, dass es zu kalt wird. Die Zimmertemperatur sollte angenehm warm sein. Achten Sie auf eine ruhige, ungestörte Atmosphäre. Decken Sie sich gut zu, achten Sie bitte insbesondere auf warme Füße. Brechen Sie die Behandlung ab, wenn es zu Missempfindungen kommt. Entfernen Sie dann den Wickel und trocknen Sie den betroffenen Bereich gut ab.

Annette Kerckhoff, Dorothee Schimpf:
Wickel, Auflagen und Kompressen, Patientenratgeber Natur und Medizin Nr. 37, 8,- €
(Bezug über www.naturundmedizin.de)

Wickel und Auflagen

Unter einem Wickel versteht man das kreisförmige Anlegen eines oder mehrerer Tücher um einzelne Körperteile oder den ganzen Körper. Im Gegensatz dazu bedeckt eine Auflage nur einen bestimmten Bereich (z. B. Bauch oder Brust).

Wie Sie in den folgenden konkreten Beispielen sehen werden, bestehen Wickel und Auflagen in aller Regel aus drei Schichten:

- Das **Innentuch** ist dünn und durchlässig. Bei einem Wickel mit warmem oder kaltem Wasser nimmt es das Wasser auf, gibt es jedoch auch wieder ab. Das Innentuch trocknet durch Verdunstung. Bei Wickeln mit Zusätzen dient das Innentuch dazu, diese Zusätze zu fixieren. Gleichzeitig ist es durchlässig für die Wirkstoffe. Das Innentuch sollte aus pflanzlichen Naturfasern wie Baumwolle oder grobem Leinen bestehen. Geeignet sind Baby-Mullwindeln, Geschirrtücher aus Baumwolle oder Leinen bzw. alte Bettlaken, die man zurechtgeschnitten hat.
- Das **Zwischentuch** hat die Aufgabe, eine Barriere zwischen Innen- und Außentuch zu schaffen. Während das Innentuch oft feucht ist, ist das Zwischentuch trocken. Es speichert die Wärme oder Kälte und sorgt dafür, dass Zusätze wie das weiter unten beschriebene Kümmelöl keinen Kontakt zum Außentuch haben oder es sogar verfärben. Das Zwischentuch sollte im besten Falle (und gerade bei großen Flächen) aus einem Flanell- oder Bi-

berbetttuch zurecht geschnitten werden. Sind diese nicht vorhanden, kann man auch zu Geschirrhandtüchern oder Mullwindeln greifen. Das Zwischentuch sollte das Innentuch großzügig abdecken und daher von der Fläche her (ca. 4 cm) größer sein.

– Das **Außentuch** schließlich dient dazu, die behandelte Körperregion zu wärmen und abzudichten. Es besteht aus Wolle, Flanell oder Frottee. Das Außentuch wird eingesetzt, um Auflagen und Wickel zu fixieren. Es sollte großzügig berechnet werden und in etwa den eineinhalbfachen Umfang des zu umwickelnden Körperteils haben. Das heißt: Bei einem Brustwickel muss das Frotteebadetuch, das als Außentuch verwendet wird, oder der breite Wollschal (z. B. ein Pashmina-Schal) eineinhalbmal um den Körper reichen.

i Bei einem Wickel mit kühlem oder heißem Wasser ist das Zwischentuch nicht unbedingt erforderlich.

Wir möchten Ihnen an dieser Stelle verschiedene ausgewählte Anwendungen vorstellen, die sich zur Selbsthilfe eignen.

Feucht-warme Leberauflage

Die feucht-warme Leberauflage dient der Anregung der Leberfunktion. Die Leber ist ein wichtiges Stoffwechsel- und Entgiftungsorgan, beispielsweise für den Abbau von Medikamenten. Daher ist die feucht-warme Leberauflage nicht an eine spezifische Indikation gebunden, sondern fördert die Verdauung und die Ausscheidung. Sie benötigen:

- Baumwollwindel oder Geschirrhandtuch aus Leinen oder Baumwolle (als Innentuch)
- Geschirrhandtuch (als Zwischentuch)
- Frotteebadehandtuch (als Außentuch)
- Schüssel mit heißem Wasser oder Schafgarbentee (dafür zwei gehäufte Teelöffel Schafgarbenkraut mit einem halben Liter kochendem Wasser übergießen, zugedeckt zehn Minuten ziehen lassen, abseihen)
- Wärmflasche

Zunächst legen Sie das Frottee-Badehandtuch (Außentuch) auf dem Bett oder Sofa so zurecht, dass es in Höhe des Oberbauches liegt. Das Tuch sollte so breit sein, dass man es gut über dem Rumpf zusammenfalten kann.

Die Wärmflasche füllen Sie mit heißem Wasser, verschließen sie, prüfen bitte noch einmal den Verschluss und legen sie neben dem Bett bereit.
Sie falten das Innentuch ca. auf DIN A4-Größe, rollen es von beiden Seiten zur Mitte hin auf und tränken es in dem heißen Wasser oder Tee.
Anschließend wird das Tuch so gut wie möglich ausgewrungen. Dies ist wichtig: Je besser das Innentuch ausgewrungen ist, desto länger bleibt die Wärme erhalten.
Legen Sie sich nun mit freiem Oberkörper oder hochgezogenem Pullover auf das Frotteehandtuch, prüfen Sie noch einmal die Temperatur der feucht-warmen Auflage an der Innenseite des Handgelenks, rollen Sie das feucht-warme Baumwolltuch auf dem rechten Oberbauch aus, legen Sie das trockene Geschirrhandtuch darauf und fixieren Sie das Ganze mit dem Frotteetuch, indem Sie dieses fest und faltenfrei um den Rumpf wickeln. Darauf legen Sie die Wärmflasche.
Die Anwendungsdauer beträgt ca. 30 Minuten bzw., bis der Wickel kalt wird.

! Bitte achten Sie auf eine zügige Durchführung, damit möglichst wenig Wärme verloren geht!

Feucht-warme Bauchauflage

Die feucht-warme Bauchauflage führt durch die feuchte Wärme zu einer Entspannung der Bauchmuskulatur. Im Vergleich zu einer Wärmflasche dringt die Wärme tiefer in das Gewebe ein. Sie benötigen:

- Geschirrhandtuch aus Leinen oder Baumwolle (als Innentuch)
- Geschirrhandtuch (als Zwischentuch)
- Wolltuch (als Außentuch)
- Schüssel mit heißem Wasser
- Wärmflasche mit heißem Wasser

! Die feucht-warme Bauchauflage eignet sich bei CED ausschließlich für die Phase der Remissionserhaltung. Nicht angewendet werden darf sie bei Durchfall mit Fieber und Entzündungen im Bauchraum, also im akuten Schub.

Die Durchführung der feucht-warmen Bauchauflage ähnelt der Leberauflage.
Wieder bereiten Sie zunächst den Ruheplatz vor, legen Außentuch (breiter Wollschal, alternativ Badehandtuch) und gefüllte Wärmflasche bereit. Das Innentuch wird gefaltet, eingerollt, in heißem Wasser getränkt und ausgewrungen.

Prüfen Sie nun zunächst die Temperatur am Handgelenk. Rollen Sie dann das Innentuch auf dem Bauch aus, wobei der Bauchnabel in etwa in der Mitte des Tuches sein sollte, decken Sie es mit dem Zwischentuch ab und fixieren Sie die Auflage mit dem Außentuch (breiter Wollschal), das fest und faltenlos um den Bauch geschlagen wird.

Feucht-warme Bauchauflage mit Kümmelöl

Besonders wirkungsvoll ist die feucht-warme Bauchauflage, wenn sie mit Kümmelöl (Apotheke) kombiniert wird. Kümmelöl hat eine blähungsmindernde Wirkung, es wird bereits bei Säuglingen eingesetzt, um die Dreimonatskoliken zu reduzieren.
Verwendet wird das ätherische Kümmelöl in 2%iger Konzentration. Sie können sich 2%iges Kümmelöl in der Apotheke mischen lassen. Sie können es auch selber mischen, indem Sie 2 Tropfen reines Kümmelöl mit 50 ml fettem Öl (z. B. Mandelöl, Jojobaöl, Sonnenblumenöl, gegebenenfalls auch Olivenöl) vermischen.
Reiben Sie das (möglichst leicht erwärmte) Kümmelöl sanft kreisförmig auf den Bauch. Die

weitere Durchführung entspricht der oben beschriebenen Anwendung der feucht-warmen Bauchauflage.

Kühler Leibwickel

Während die feucht-warmen Wickel und Auflagen Wärme zuführen und entspannen, entzieht der kühle Leibwickel Wärme. Er wirkt verdauungsfördernd, schmerzlindernd und entzündungshemmend und eignet sich daher auch als unterstützende Maßnahme im akuten Schub. Sie benötigen:

- Leinentuch, das ein- bis eineinhalbmal um den Bauch herumreichen sollte (Innentuch)
- Zwischentuch aus Baumwolle (Frotteebadehandtuch)
- Außentuch (Wollschal)

Der kühle Bauch- oder Leibwickel wird im Prinzip wie die feucht-warme Leber- oder Bauchauflage durchgeführt, d. h. mit Innen-, Zwischen- und Außentuch und unter Verwendung von Wasser. Der Unterschied: Bei dem kühlen Leibwickel wird das Innentuch einmal ganz um den

Bauch herumgewickelt. Außerdem ist die Wassertemperatur nicht warm, sondern kühl.
Das Innentuch wird mit Wasser getränkt, sehr gut ausgewrungen, um den Bauch gewickelt, mit dem Zwischentuch und dem Außentuch fixiert.
Die Anwendungsdauer beträgt ca. 30–40 Minuten, der Wickel sollte sich in dieser Zeit aufwärmen.

! Bitte diesen Wickel nur durchführen, wenn Sie warme Füße haben. Ansonsten vorher ein warmes Fußbad durchführen.

Kühle Leibwaschungen

Einen weniger starken Reiz als den kühlen Leibwickel stellen kühle Leibwaschungen dar. Hier wird der ganze Körper mit einem Waschlappen, der zuvor in kühles Wasser getaucht und dann gut ausgewrungen wurde, abgewaschen.

! Führen Sie keine Kälteanwendungen bei akutem Harnwegsinfekt durch.

Heilerde

Heilerde besteht aus naturreinem Löss und ist reich an Mineralien und Spurenelementen. Heilerde ist ein altes naturheilkundliches Mittel, das sowohl innerlich als auch äußerlich eingesetzt wird. Die äußerliche Anwendung erfolgt bei Hautunreinheiten und Gelenkbeschwerden. Die innerliche Anwendung erinnert an die Einnahme von Kohle – genau wie Kohle hat auch Heilerde eine stark absorbierende Wirkung. Aus diesem Grund wird Heilerde vor allem bei Durchfall eingesetzt, andererseits bei starker Gärung, da sie die entstandenen Schadstoffe und Stoffwechselprodukte binden kann.
Heilerde kann bei CED unterstützend bei Durchfall im Rahmen akuter Schübe eingesetzt werden. Außerdem ist sie als dreimonatige Kur zur Entgiftung geeignet. Dafür wird z. B. Luvos Heilerde ultrafein portionsweise 2–3 x täglich in warmem Wasser aufgeschwemmt und zügig getrunken.

! Keine Einnahme von Heilerde bei Stenosen! Wegen ihrer absorbierenden Wirkung soll Heilerde mindestens 60 Minuten vor oder nach Medikamenteneinnahme getrunken werden.

Mikrobiologische Therapie

Wie die am Anfang zitierte Umfrage gezeigt hat, werden Probiotika von Patienten mit CED häufig eingesetzt. Bei Probiotika handelt es sich um Arzneimittel mit Bakterien, die im Darm leben – man spricht hier von der „Darmflora" –, die jedoch keine krankmachende Wirkung haben, sondern im Gegenteil zur Stärkung des Darms eingenommen werden. Die WHO definiert Probiotika als nicht-infektiöse, apathogene lebende Organismen, die den Darm besiedeln und von denen der Wirt profitiert (WHO 2002).
Zur Unterstützung der natürlichen Darmflora, die bei CED-Patienten gestört ist, kann man verschiedene Präparate einnehmen:
Das Probiotikum E. coli Nissle 1917 (Mutaflor®) ist sehr intensiv beforscht worden und wird aufgrund der guten Evidenzlage in den Leitlinien der Deutschen Gesellschaft für Verdauungs- und Stoffwechselkrankheiten (DGVS) zur Therapie der Colitis ulcerosa in Remission empfohlen.
Neben E. coli Nissle werden Saccharomyces boulardii (z. B. Perenterol®) und Lactobacillus GG (z. B. LGG Kapseln) eingesetzt. Auch für diese

Präparate gibt es erste klinische Studien mit positiven Ergebnissen bei Durchfallerkrankungen. Bei allen Präparaten empfiehlt sich eine einschleichende Dosierung, d. h. allmähliche Dosissteigerung, da Blähungen und der Abgang von Winden als Nebenwirkung auftreten können.

i Probiotika sollten nur in Absprache mit dem behandelnden Arzt eingenommen werden.

Eine einfache, aber vielfach im Praxisalltag des Autors bewährte Methode, die Darmflora aufzubauen, ist der Kanne Brottrunk®. Dabei handelt es sich um ein Getränk, das aus vergorenem Getreide hergestellt wird und lebende Brotsäurebakterien enthält. 1–3 x täglich 0,1– 0,2 Liter zu den Mahlzeiten trinken, wegen des Geschmacks evtl. mit Fruchtsaft im Verhältnis 1:1 mischen (nicht bei Fruchtzuckerunverträglichkeit!). Eine Alternative ist Kanne Bio Brottrunk® Pauer Essenz (40 ml pro Flasche), die laut Empfehlung des Herstellers 1 x täglich mit Wasser oder anderen Flüssigkeiten vermischt getrunken wird.

Weitere Informationen siehe www.kanne-brottrunk.de

Pflanzenheilkunde

Unter Pflanzenheilkunde (Phytotherapie) versteht man die Behandlung von Krankheiten mit Pflanzen, Pflanzenteilen und deren isolierten Inhaltsstoffen in unterschiedlicher Zubereitung.
Die Verwendung von Heilpflanzen hat eine lange Tradition, die in die Hochkulturen der Frühzeit zurückreicht. Der griechische Arzt Galen (129–200) beschrieb sie erstmals in ihrer Wirkung und ordnete sie nach den vier Elementen (Feuer, Erde, Luft, Wasser) in wärmende oder kühlende, trocknende oder befeuchtende Pflanzen.
In diesem Ratgeber werden einige Heilpflanzen mit diesen vier Eigenschaften vorgestellt: Thymian gilt traditionell als „wärmend“, Pfefferminze als „kühlend“, Salbei als „austrocknend“, Flohsamen als „befeuchtend“.
Unterstützt durch die Naturheilbewegung des 19. Jahrhunderts und die Lebensreform-Bewegung zu Beginn des 20. Jahrhunderts konnten naturheilkundliche Vorstellungen in Europa (und besonders in Deutschland) weiter bewahrt werden. Pfarrer Sebastian Kneipp (1821–1897) hat u. a. dazu beigetragen, dass die Phytotherapie (als eine

seiner fünf Säulen) populär und anwendbar geblieben ist.
Zum Spektrum der Pflanzenheilkunde gehören Tees, die man aus frisch gepflückten Kräutern aufbrüht, getrocknete Heilpflanzen und ihre Tees oder Tinkturen (alkoholische Auszüge) sowie Präparate mit standardisierten Extrakten einer Pflanze. Zudem gibt es Arzneimittel, die einen bestimmten, ursprünglich pflanzlichen Wirkstoff, der mittlerweile chemisch-synthetisch hergestellt wurde, in genauer Dosierung enthalten.
Einen herben Rückschlag erfuhr die Phytotherapie, als am 1. Januar 2004 das GKV-Modernisierungsgesetz in Kraft trat. In diesem wurde geregelt, dass die überwiegende Zahl der verfügbaren Phytotherapeutika nicht mehr verschreibungsfähig ist. Nur vier Pflanzen wurden davon ausgenommen. Sie sind für genau definierte Anwendungsgebiete verordnungs- und erstattungsfähig: Johanniskraut gegen leichte bis mittelschwere Depressionen, Ginkgo gegen Demenz, Mistel in der palliativen Krebstherapie und Flohsamenschalen gegen Durchfall bei Morbus Crohn, Kurzdarmsyndrom und HIV.

Die wichtigsten Wirkstoffgruppen für CED

Die Behandlung von chronisch entzündlichen Darmerkrankungen fußt vorrangig auf dem Einsatz von folgenden Wirkstoffgruppen:

- Ätherische Öle
- Bitterstoffe
- Gerbstoffe
- Schleimstoffe

Ätherische Öle

Ätherische Öle werden abgegrenzt von fetten Ölen wie z. B. Sonnenblumenöl oder Olivenöl. Sie sind leicht flüchtige Stoffe und für den charakteristischen Geruch der verschiedenen Heilpflanzen verantwortlich. Ätherische Öle haben verschiedene Wirkungen, ihnen gemeinsam ist eine hochgradige Schleimhautgängigkeit.

Viele ätherische Öle wirken keimmindernd, verdauungsanregend, krampflösend und entzündungshemmend. Daher werden sie nicht nur als Tees oder Arzneimittel, sondern auch in der Küche als Gewürze eingesetzt (z. B. Oregano, Majo-

ran, Rosmarin, Basilikum, Thymian, Pfefferminze, Anis, Fenchel, Kümmel, Dill, Gelbwurz, Gewürznelken, Kardamom, Wacholderbeeren und Zimt).
Gerade in der mediterranen Küche werden diese verdauungsfördernden Gewürze mit schwefelhaltigen, antibiotisch wirksamen Pflanzen (Zwiebeln, Knoblauch), mit Bitterstoffen (Oliven) und hochwertigem Öl (kaltgepresstes Olivenöl) kombiniert, so dass bereits die Bestandteile der täglichen Ernährung für eine „Pflege" des Verdauungstraktes sorgen.
In diesem Ratgeber finden Sie als Ätherisch-Öl-Drogen beispielsweise Kümmelfrüchte, Fenchelfrüchte, Pfefferminzblätter und Anisfrüchte.

i

Die weiter oben beschriebene Kümmelauflage ist eine typische Anwendung mit einer Ätherisch-Öl-Droge. Das Öl durchdringt die Haut und wirkt entspannend und blähungsmindernd auf die Darmmuskulatur.

Bitterstoffe

Bitterstoffe spielen seit jeher eine herausragende Rolle zur Förderung der Verdauung. Sie werden generell zur Behandlung von Verdauungsstö-

rungen, Appetitlosigkeit, Völlegefühl aufgrund von einer mangelhaften Säureproduktion eingesetzt. Bitterstoffe regen die Speichel- und Magensaftbildung auf zwei Wegen an: Zum einen wird der Nervus vagus, Hauptnerv des Parasympathikus im vegetativen Nervensystem, indirekt durch die Erreger der Bitterrezeptoren auf der Zunge stimuliert, andererseits wirken die Bitterstoffe im Magen selbst verdauungsanregend.
Neben der unmittelbaren Wirkung auf den Verdauungstrakt werden Bitterstoffe in der Heilkunde auch als Stärkungsmittel eingesetzt. Über die Anregung der Verdauung kommt es zu einer verbesserten Verwertung von Nährstoffen aus der Nahrung, der Stoffwechsel wird angeregt etc. Diesen Effekt kann man sich besonders bei Erschöpfungszuständen und bei der Behandlung von alten Menschen zunutze machen.
Bitterstoffdrogen werden als Tee oder Tinktur (nicht als Tabletten) verabreicht und dürfen nicht gesüßt werden. Sie sollten ca. eine halbe bis eine Stunde vor den Mahlzeiten eingenommen werden, da die Wirkung verzögert eintritt. Der Gehalt an Bitterstoffen im Tee kann über die Ziehzeit reguliert werden.

Bitterstoffdrogen werden eingeteilt in reine Bitterstoffdrogen (z. B. Wermut, Tausendgüldenkraut) und aromatische Bitterstoffdrogen (z. B. Schafgarbe, Engelwurz, Pomeranzenschale). In diesem Ratgeber finden Sie die Bitterstoffdrogen Engelwurz und Pomeranzenschale in den appetitanregenden und verdauungsfördernden Teemischungen.

! Keine Bitterstoffe bei Geschwüren!
Bei Überdosierung kann es zu Übelkeit und Erbrechen kommen.

Gerbstoffe

Gerbstoffe spielen für die Behandlung von CED wegen der häufig auftretenden Durchfälle eine besonders große Rolle.
Gerbstoffe wirken lokal auf die Haut- und Schleimhautoberfläche. Sie gehen mit dem Kollagen der Haut oder Schleimhaut chemische Bindungen ein. Dadurch wird die Oberflächenstruktur verändert, und es werden so genannte „Koagulationsmembranen" in den obersten Schichten der Schleimhaut und des Bindegewebes gebildet. Dies hat einen ausgesprochen ad-

stringierenden, d. h. abdichtenden und zusammenziehenden Effekt, der vor allem zur Behandlung von lokalen Entzündungen (bei Aphthen im Mund oder nässenden Analfissuren) wie auch zur Behandlung von Durchfällen genutzt wird. Die im Tee eingenommenen Gerbstoffe benetzen die angegriffene Darmschleimhaut und reagieren in der beschriebenen Art und Weise. Gerbstoffe wirken nicht nur adstringierend, sondern auch reizmildernd, entzündungshemmend, sekretionshemmend und austrocknend.
In diesem Ratgeber beschriebene Gerbstoffdrogen sind die Blutwurz, grüner und schwarzer Tee, Heidelbeeren und Brombeerblätter.

Schleimstoffe

Schleimstoffe enthalten einen besonders hohen Anteil an Mehrfachzuckern (Polysaccharide), die in Wasser stark aufquellen und eine zähe Flüssigkeit liefern. Sie wirken vorrangig örtlich und legen einen feinen Schutzfilm über die gereizte oder entzündete Schleimhaut.
Der weiter unten empfohlene Leinsamenschleim stellt solch eine Anwendung dar. Leinsamenschleim wird eingenommen, um die Magen-

schleimhaut bei Entzündungen oder bei Reizmagen zu beruhigen. Zudem ist er eine allgemeine Verdauungshilfe.
Schleimstoffe werden zudem als Quellmittel zur „Darmpflege" und bei Darmträgheit eingesetzt. Binden die Quellmittel im Magen-Darm-Trakt Wasser, so quellen sie dort wie beschrieben auf, erhöhen dadurch das Stuhlvolumen und regen auf diesem Weg die Darmmuskulatur zur Kontraktion und zum Weitertransport des Darminhalts an. Wichtig ist: Quellen die Schleimdrogen im Vorfeld (beispielsweise über Nacht), so wird der Schleim im Magen bereits wieder abgebaut. Möchte man den Quelleffekt im Darm erzielen, werden sie unaufgequollen oder nur kurz gequollen mit viel Flüssigkeit eingenommen.

! Quellmittel dürfen nicht bei Darmverschluss oder Stenosen (Verengungen) eingenommen werden!

Die wichtigsten Heilpflanzen bei CED

Wie die oben beschriebene Befragung von CED-Patienten ergab, hatten die meisten der Befragten

Erfahrungen mit pflanzlichen Arzneimitteln, Tees etc. gemacht.
Damit ist die Pflanzenheilkunde auch im Bereich CED eines der am häufigsten genannten komplementären Verfahren.
Es gibt zahlreiche Heilpflanzen, die bei der Behandlung von CED eingesetzt werden. Die wichtigsten stellen wir Ihnen im Folgenden kurz vor.

Blutwurz

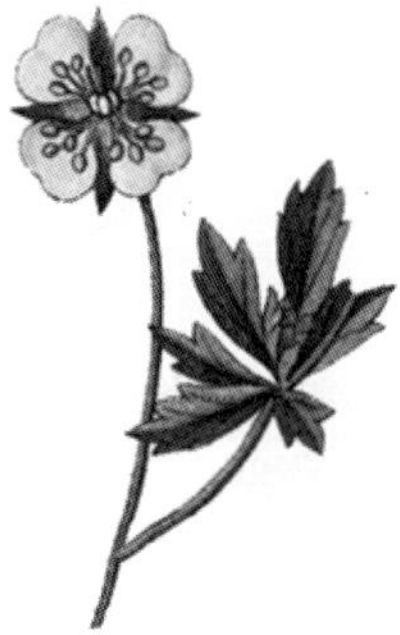

Blutwurz (*Potentilla erecta, Potentilla tormentilla*) verdankt ihren Namen der Wurzel, die eine rote Färbung bekommt, wenn man sie anschneidet. Sie ist eine besonders hübsche Pflanze – und auf dem Titelblatt dieses Ratgebers zu sehen. Blutwurz ist die hierzulande gerbstoffreichste Pflanze, sie wirkt adstringierend und mild antiseptisch.
Anwendung: Blutwurz wird gegen akuten Durchfall eingesetzt.

Kontraindikationen / Wechselwirkungen: Nicht bekannt.

Nebenwirkungen: Bei empfindlichen Personen kann es zu Magenbeschwerden kommen.

Dosierung: Blutwurz kann in Form von Tee, Tinktur oder einem Fertigpräparat eingenommen werden. In diesem Ratgeber ist Blutwurz Bestandteil eines Tees.

Sonstiges: Eine Pilotstudie aus dem Jahr 2007 mit Colitis ulcerosa-Patienten zeigte, dass Blutwurz (bis zu 3 g pro Tag) gut vertragen wird und nur milde Nebenwirkungen hervorruft. In dieser Studie konnte die Mehrzahl der Patienten die Dosis der Corticosteroide verringern

Flohsamen

Flohsamen (*Psyllii semen*) sind die Samen des auch als „Flohkraut" bezeichneten Sandwegerichs. Sie werden Flohsamen genannt, weil ihre Form in etwa aussieht wie Flöhe.

Anwendung: Flohsamen bzw. Produkte aus Flohsamen werden als Quellmittel zur Verdauungsförderung eingesetzt. Neben diesem Effekt wird beim Flohsamen eine antientzündliche Wirkung diskutiert.

Kontraindikationen: Stenosen

Wechselwirkungen: Als Wechselwirkung mit anderen Medikamenten ist zu berücksichtigen, dass Flohsamen möglicherweise absorbieren und damit gleichzeitig eingenommene Medikamente in der Wirkung herabgesetzt werden. Medikamente sollten 60 Minuten nach dem Flohsamen eingenommen werden.

Nebenwirkungen: Mögliche Nebenwirkungen sind Blähungen, Völlegefühl und in Einzelfällen Überempfindlichkeitsreaktion.

Dosierung: Zur Remissionserhaltung bei Colitis ulcerosa 1–3 x täglich 1 Beutel mit ausreichend Flüssigkeit einnehmen (z. B. Flosa®, Mucofalk®).

Sonstiges: Es liegen in vitro-Studien und erste klinische Studien bei Colitis ulcerosa vor. Flohsamen finden Erwähnung in den Leitlinien der DGVS für Colitis ulcerosa und sind als Maßnahme gegen Durchfall bei Morbus Crohn sogar erstattungsfähig.

Gelbwurz

Die Gelbwurz (*Curcuma longa*), die wir vor allem als gelbes Gewürz kennen, ist eine hervorragende Leber- und Gallepflanze. Der gelbe Farbstoff fördert die Entleerung der Gallenblase. Sie wird – in der offiziellen Beschreibung – als entzündungshemmend, galletreibend und die Gallebildung fördernd bezeichnet, ist damit gut für die Fettverdauung. Zudem sorgen die Inhaltsstoffe für einen Leberschutz (auch vor Giftstoffen) und wirken antiviral. Diskutiert wird sogar eine tumorhemmende Wirkung.

Anwendung: Gelbwurz kann man als Fertigarzneimittel oder als Gewürz pur oder in Gewürzmischungen wie dem Currypulver anwenden.

Kontraindikationen: Entzündliche Erkrankungen der Gallenwege.

Wechsel- /Nebenwirkungen: Nicht bekannt.

Sonstiges: In einer klinischen Studie wurde gezeigt, dass die gleichzeitige Einnahme von Curcumin (2 x 1 g pro Tag) und Sulfasalazin oder Mesalazin die Häufigkeit von Rückfällen senkte. Daher wird empfohlen, Curcumin in der remissionserhaltenden Behandlung komplementär zu einem Aminosalizylat einzusetzen.

Eine zweite Studie zur remissionserhaltenden Wirkung der Gelbwurz wird derzeit von der DCCV (Stipendium Komplementärmedizin 2009) gefördert.

Heidelbeerfrüchte / Heidelbeermuttersaft

Getrocknete Heidelbeeren (*Vaccinium myrtillus*) sind reich an Gerbstoffen, sie wirken adstringierend, binden zudem Giftstoffe und wirken stuhlfestigend und leicht antiseptisch. Sie eignen sich besonders für den Einsatz bei akuten Schüben mit Durchfällen. Die Gerbstoffe sorgen bei Durchfall dafür, dass die durchlässige Darmschleimhaut etwas abgedichtet wird.

! Frische Heidelbeeren wirken abführend!

Anwendung: Angewendet werden Heidelbeeren als getrocknete Beeren oder in Form von Heidelbeermuttersaft (Reformhaus). Anwendungsgebiete sind akute Durchfälle und leichte Entzündungen der Mund- und Rachenschleimhaut.
Kontraindikationen / Wechselwirkungen / Nebenwirkungen: Nicht bekannt.
Dosierung: Heidelbeeren können gekaut (Schulkinder 3–5 Beeren, Erwachsene etwas mehr) oder zu einem Tee verarbeitet werden. Dafür 2 gehäufte Esslöffel getrocknete Heidelbeeren mit einem halben Liter kaltem Wasser aufsetzen, 10 Minuten köcheln lassen, abseihen, abkühlen lassen, gut

verschlossen aufbewahren. Den Tee über den Tag verteilt trinken.
Von Heidelbeermuttersaft (dickflüssiger Saft mit Fruchtfleisch) kann mehrmals täglich zwischen den Mahlzeiten 1 Esslöffel auf 100 ml Wasser eingenommen werden.
Sonstiges: Es liegen bisher positive Ergebnisse aus der Grundlagenforschung vor. Aktuell ist eine klinische Studie zur Anwendung bei Colitis ulcerosa in Planung.

Ingwer

Ingwer (*Zingiberis rhizoma*) ist eine von China nach Deutschland importierte Heil- und Gewürzpflanze. Ihre Wurzelknolle ist reich an ätherischen Ölen und Scharfstoffen, welche die Speichel- und Magensaftbildung fördern und die Darmbewegungen steigern. Damit ist Ingwer eine hervorragende Pflanze für Beschwerden im Magen-Darm-Trakt und zur Anregung von Leber und Galle.
Anwendung: Die Ingwerwurzel wird zur Verdauungsförderung und Appetitanregung, bei Übelkeit (Reisekrankheit, Schwangerschaftsübelkeit), Durchfall und Erbrechen eingesetzt.

Kontraindikationen: Bei Gallensteinleiden sollte Ingwer nur nach Rücksprache mit dem behandelnden Arzt eingenommen werden.
Wechsel-/Nebenwirkungen: Nicht bekannt.
Dosierung: Ingwer kann in Form von Tee (frische oder getrocknete Wurzel) oder Fertigpräparat (z. B. Zintona®) eingenommen werden.
Sonstiges: Es liegen klinische Studien zur Minderung von Übelkeit vor.

Kamillenblüten

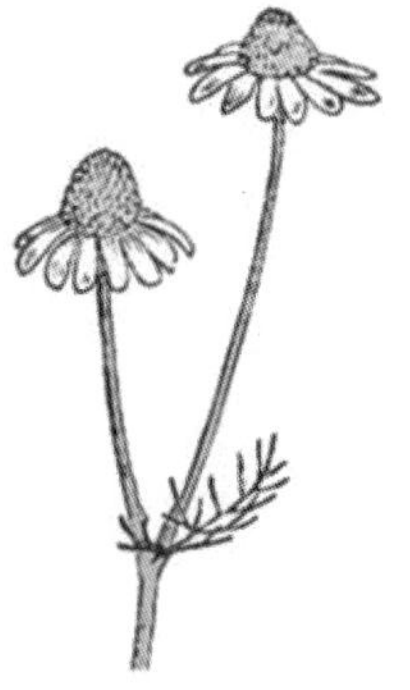

Die Kamille (*Matricaria recutita, Matricaria chamomilla*) ist die am häufigsten verwendete Arzneipflanze. Sie enthält eine Mischung aus verschiedenen Wirkstoffen, die für den Hausgebrauch ein breites Spektrum von Anwendungsgebieten abdeckt. Entzündungshemmende Inhaltsstoffe sorgen dafür, dass die Kamille bei Entzündungen und Infektionen an Haut und Schleimhäuten eingesetzt wird, ob nun innerlich im Magen-Darm-Trakt oder äußerlich, beispielsweise als Sitzbad bei Entzündungen im Analbereich. Das ätherische Öl der Kamille wirkt entzündungshemmend, antiinfektiös, antibakteriell und krampflösend. Die gelben Farbstoffe haben eine günstige Wirkung auf die feinen Blutgefäße: Sie steigern die Durchlässigkeit der Gefäßwände und verbessern damit die Durchblutung, was auch der Wundheilung zu Gute kommt.

Anwendung: Kamillenblüten kommen zum Einsatz bei Krämpfen, Schmerzen, Verletzungen und Entzündungen der Schleimhaut.

Kontraindikationen: Korbblütlerallergie

Wechsel-/Nebenwirkungen: Nicht bekannt.

Dosierung: Kamillentee wird bei Beschwerden, nicht aber als täglicher „Haustee" getrunken. Kamillenblüten eignen sich sehr gut als Bestandteil von Teemischungen oder pflanzlichen Arzneimitteln

Sonstiges: Bei Magenbeschwerden kann mit Kamillentee eine Rollkur durchgeführt werden. Dafür morgens auf nüchternen Magen eine große Tasse Kamillentee zubereiten, ein Viertel der Teemenge trinken und fünf Minuten auf dem Rücken liegen, wieder ein Viertel der Teemenge trinken und fünf Minuten auf der linken Seite liegen, wieder ein Viertel der Teemenge trinken und fünf Minuten auf dem Bauch liegen, restlichen Tee trinken und fünf Minuten auf der rechten Seite liegen.

! Achten Sie auf hochwertige Qualität. Kamillentee wird gern mit der Hundskamille verfälscht, die Allergien auslösen kann. Generell sollten Sie bei Kamillentee vorsichtig sein, wenn Sie zu Allergien gegenüber anderen Vertretern der gleichen Pflanzenfamilie neigen, z. B. Wermut, Schafgarbe, Sonnenhut oder Arnika.

Myrrhe

Der Fachbegriff für Myrrhe ist *Commiphora molmol*. Der eigentliche Wirkstoff, die Commiphora-Säure, wird aus dem Harz der Rinde gewonnen.
Anwendung: Myrrhe wirkt entzündungshemmend und wird daher bei CED angewendet, hier jedoch in Form eines Kombinationspräparates (z. B. Myrrhinil-Intest®, mit Kamille und Kaffeekohle). Unverdünnt wird Myrrhentinktur bei Aphthen eingesetzt.
Kontraindikationen / Wechselwirkungen / Nebenwirkungen: Nicht bekannt.

Dosierung: Zur Remissionserhaltung 3 x täglich 2– 4 Tabletten Myrrhinil-Intest®. Myrrhentinktur zur Therapie von Aphthen oder Mundschleimhautentzündung unverdünnt auftupfen.
Sonstiges: Eine randomisiert-kontrollierte Studie zur Erhaltung der schubfreien Phase bei Colitis ulcerosa zeigte, dass Myrrhinil-Intest® genauso wirksam ist wie Mesalazin und somit als gute Alternative betrachtet werden kann. Die Ergebnisse werden demnächst veröffentlicht.

Pfefferminzblätter

Es gibt zahlreiche Minzearten, die sich vor allem durch den unterschiedlichen Gehalt an einem Hauptwirkstoff, dem Menthol, unterscheiden. Das Menthol wirkt kühlend, krampflösend und schmerzlindernd und hat zudem eine gallefördernde Wirkung.
Anwendung: Eingesetzt wird Pfefferminztee bei krampfartigen Beschwerden des Magen-Darm-Traktes und der Gallenblase und Gallenwege, außerdem bei Übelkeit, Brechreiz und Erbrechen. Das reine ätherische Pfefferminzöl wird bei Kopfschmerzen in die Schläfen eingerieben, da es subjektiv die Schmerzen verbessert.

Kontraindikationen: Chronische Magenleiden, Gallensteinleiden.
Wechsel- / Nebenwirkungen: Nicht bekannt.
Dosierung: Bei akuten Beschwerden 2– 3 Teelöffel Pfefferminzblätter mit 150 ml heißem Wasser übergießen, 10 Minuten ziehen lassen, 3 x täglich trinken.
Sonstiges: In Studien konnte die Wirksamkeit von Pfefferminze bei Reizdarm belegt werden. Bei Kindern ist wegen des Mentholgehaltes Vorsicht geboten.

Weihrauch

Aus dem Harz oder der Rinde von Weihrauch (*Boswellia serrata*) wird der Wirkstoff, die Boswelliasäure, gewonnen. Weihrauch wird in der indischen Ayurveda-Medizin als entzündungshemmendes Mittel verwendet.
Anwendung: Weihrauch wird unterstützend in der Therapie von Morbus Crohn eingesetzt, vor allem bei gleichzeitig auftretenden schmerzhaften Gelenkbeschwerden.
Kontraindikationen / Wechselwirkungen: Nicht bekannt.

Nebenwirkungen: Selten können Magen-Darm-Beschwerden oder allergische Reaktionen auftreten.
Dosierung: Bitte besprechen Sie die Dosis von Weihrauchextrakt (z. B. Boswelan®) mit dem behandelnden Arzt.
Sonstiges: Eine deutschlandweite Studie zu Weihrauch bei leicht- bis mittelgradig aktivem Morbus Crohn konnte leider mangels Probandenzahl nicht erfolgreich abgeschlossen werden.

Wermut

Wermut (*Artemisia absinthium*) ist eine bittere Pflanze, die als Tee, Tinktur oder Fertigarzneimittel verabreicht wird. Die Alkoholindustrie verwendet ihn als Zusatz im Absinth.
Anwendung: Wegen seiner gallenflussfördernden und krampflösenden Wirkung wird Wermut bei Verdauungsbeschwerden (Blähungen, Völlegefühl) und Appetitlosigkeit eingesetzt.
Kontraindikationen: Schwangerschaft, Stillzeit, Magengeschwüre, Gallensteinleiden.
Nebenwirkungen: Thujon, ein Bestandteil des ätherischen Öls im Wermut, ist bei hoher Dosie-

rung und längerer Einnahme giftig. Daher ist besonders auf die richtige Dosierung zu achten.
Sonstiges: In klinischen Studien zeigte Wermut im Vergleich zu Placebo einen Glucocorticoid sparenden Effekt bei aktivem Morbus Crohn. Zudem hatte die Pflanze einen positiven Effekt auf den Entzündungsbotenstoff TNF-alpha und wirkte stimmungsaufhellend.

Grüner Tee im Interesse der Forschung

Im Interesse der Forschung steht zur Zeit auch grüner Tee. Im grünen Tee sind spezielle Gerbstoffe enthalten, die im Experiment vielversprechende Hinweise für die Behandlung von CED lieferten. Teecatechine können zudem die Darmflora beeinflussen. Grüner Tee begünstigt speziell das Wachstum der probiotischen „schützenden" Bakterien und hemmt das Wachstum unerwünschter Bakterien. Weitere Forschung ist wünschenswert und nötig. Für die Beforschung des Wirkstoffes wurde 2007 das DCCV Stipendium für Komplementärmedizin vergeben.

Wissenschaftliche Literatur

Die Angaben und Empfehlungen aus den vorangehenden Kapiteln stützen sich auf Forschungsergebnisse und Studien, von denen hier einige exemplarisch genannt werden. Die pflanzlichen Mittel sind nicht zur Selbsthilfe geeignet. Bitte sprechen Sie jede Maßnahme der Selbsthilfe mit dem behandelnden Arzt ab.

Férnandez-Banares, F. et al: Randomized clinical trial of plantago ovata seeds as compared with mesalamine in maintaining remission in ulcerative colitis. Am J Gatroenterol 1999; 2: 427–433.

Ford, A. C. at al: Effect of fibre, antispasmodics, and peppermint oil in the treatment of irritable bowel syndrome: systematic review and meta-analysis. BMJ 2008; 337: a2313.

Gerhardt, H. et al: Therapy of active Crohn´s disease with Boswellia serrata extract H15. Z Gastroenterol 2001; 39: 11–17.

Hanai, H. et al: Curcumin Maintenance Therapy for Ulcerative Colitis: Randomized, Multicenter, Double-Blind, Placebo-Controlled Trial. Clin Gastroenterol Hepatol 2006; 4: 1502–1506.

Huber, R. et al: Tormentil for Active Ulcerative Colitis: An Open-Label, Dose-Sscalating Study: J Clin Gastroenterol 2007; 41 (9): 834–838.

Krebs, S.; Omer, T. N.; Omer, B.: Wormwood (Artemisia absinthium) suppresses tumour necrosis factor alpha and accelerates healing in patients with Crohn's disease – A controlled clinical trial. Phytomedicine 2010; 17: 305–309.

Omer, B. et al: Steroid-sparing effect of wormwood (Artemisia absinthium) in Crohn's disease: A double-blind placebo-controlled study. Phytomedicine 2007; 14: 87–95.

Selbsthilfe bei ausgewählten Beschwerden

! Bitte klären Sie jede Selbsthilfemaßnahme mit dem behandelnden Arzt ab, bevor Sie damit beginnen.

Anregung der Leber

- Machen Sie eine feucht-warme Leberauflage (die Anleitung finden Sie weiter oben im Kapitel „Wickel und Auflagen“, S. 75 ff.).
- Verwenden Sie regelmäßig Curcuma (Gelbwurz) in Ihrer Küche oder nehmen Sie Gelbwurz Kapseln ein (z. B. Curcuma Kapseln, Bezug über www.kloesterl-apotheke.de).
- Ingwer regt die Galle und den Leberstoffwechsel an. Er kann als Tee oder Fertigarznei (z. B. Zintona, 3 x täglich 250 mg) eingenommen werden. Für Ingwertee ein 1 cm großes Stück Ingwerwurzel schälen, klein schneiden und mit 1 großen Tasse kochendem Wasser übergießen.

Analfissuren

! Analfissuren müssen vom Arzt behandelt werden. Unterstützend können Sie die folgenden Maßnahmen nach Rücksprache mit dem behandelnden Arzt durchführen.

- Bei Schleimhautentzündungen am Unterleib helfen Sitzbäder. Entzündungsmindernd wirkt verdünnte Kamillenlösung, die Sie in der Apotheke kaufen können (z. B. Kamillosan®).
- Gerbstoffe, wie sie beispielsweise in der Eichenrinde enthalten sind, wirken adstringierend (zusammenziehend) und werden vor allem bei feuchten, nässenden Schleimhautschäden eingesetzt. Empfehlenswert sind fertige Badezusätze. Plastikwanne verwenden!
- Ringelblumenbäder (Teezubereitung als Badezusatz) fördern die Wundheilung. Hierzu können Sie 2 Teelöffel Ringelblumenblüten mit einem halben Liter kochendem Wasser übergießen, 10–15 Minuten ziehen lassen, abseihen und ins Badewasser (Plastikwanne) geben.

Aphthen und Mundschleimhautentzündung

! Seien Sie vorsichtig mit Mundwasser. Viele Präparate enthalten Alkohol und werden als scharf empfunden.

- Besonders geeignet bei schweren Schleimhautschäden ist die gerbstoffhaltige Blutwurz. Eingesetzt wird die Blutwurz als Tinktur. Bis zu 20 Tropfen auf ein Glas Wasser, mit der Lösung den Mund spülen und gurgeln.
- Salbei wirkt desinfizierend und adstringierend (zusammenziehend) und hilft gut bei oberflächlichen Schleimhautschäden. Sie können mit verdünnter Salbeitinktur gurgeln. Ein Kombinationsmittel aus Salbei, Eukalyptus, Pfefferminze, Zimtbaum, Nelke, Fenchel, Anis sowie dem antibakteriell wirkenden ätherischen Öl aus dem Thymiankraut ist Salviathymol®. In der Packungsbeilage werden 20 Tropfen auf ein Glas Wasser empfohlen. Dies wird häufig als zu scharf empfunden. Testen Sie selbst aus, wie viel Ihnen gut tut und beginnen Sie erst einmal mit 5 Tropfen auf ein halbes Glas lauwarmes Wasser.

- Myrrhentinktur wirkt antientzündlich, wundheilungsfördernd und schmerzlindernd. Die Tinktur mehrmals täglich auf offene Stellen im Mund tupfen.

! Die unverdünnt aufgetragene Tinktur brennt sehr, ist aber wirkungsvoll.

- Gute Erfolge bei allen Infekten im Mundraum hat das regelmäßige „Ölziehen". Dabei handelt es sich um ein altes Hausmittel, das vornehmlich der Entgiftung des Mundraumes dient. Das Ölziehen kann mit unterschiedlichen Ölen durchgeführt werden: In der ukrainischen Volksmedizin wird Sonnenblumenöl verwendet, in der indischen Heilkunde Sesamöl. Man kann aber auch Olivenöl nehmen. Bei Schleimhautschäden und Entzündungen der Mundschleimhaut bietet sich Sanddornöl besonders an.

  Nehmen Sie möglichst morgens vor dem Frühstück 1 Teelöffel bis 1 Esslöffel Öl in den Mund und bewegen ihn dort hin und her, d. h. Sie „ziehen" das Öl durch die Zähne. Mit der Zeit emulgiert das Öl, es bildet sich eine weißliche Flüssigkeit. Nach ca. 10–20 Minuten spucken Sie diese Flüssigkeit aus, säubern den

Mund gründlich (mit verdünnter Salbeitinktur spülen) und putzen die Zähne.

Annette Kerckhoff: Ölziehen mit Sonnenblumenöl, Ratgeber Nr. 14 von Natur und Medizin, 7,- € (www.naturundmedizin.de)

Appetitlosigkeit

– Essen Sie bei Appetitlosigkeit bevorzugt kleine Portionen und diese, so häufig Sie mögen.
  Der Appetit wird, wie im letzten Kapitel beschrieben, durch Bitterstoffe angeregt. Wir empfehlen Ihnen folgende Teemischung, die reine Bitterstoffe (Enzian) mit aromatischen Bitterstoffen (Engelwurz) und Ätherisch-Öl-Drogen (Kümmel, Thymian) kombiniert:
  – 20 g Engelwurz
  – 10 g zerstoßene Kümmelfrüchte
  – 5 g Enzianwurzel
  – 5 g Thymiankraut

1–2 Teelöffel der Mischung mit einem viertel Liter kochendem Wasser überbrühen, 5–7 Minuten **zugedeckt** ziehen lassen, 3 x täglich 30 Minuten vor den Mahlzeiten 1–2 Tassen trinken.

- Zur Appetitanregung können Sie auch die Amara-Tropfen der Firma Weleda und das Bitter Elixier der Firma Wala ausprobieren.
- Auch Ingwer wirkt appetitanregend und verdauungsfördernd. Sie können Ingwer als Tee zubereiten. Dafür ein 1 cm großes Stück Ingwerwurzel schälen, klein schneiden und mit 1 großen Tasse kochendem Wasser übergießen.

Blähungen und Flatulenz

! Vor jeder Selbsthilfemaßnahme sollte der behandelnde Arzt die genauen Ursachen für die Beschwerden abklären.

- Bei Blähungen sind Kombinationsfertigpräparate aus Kamille, Fenchel, Pfefferminze, Kümmel und Pomeranzenschale günstig, um den Effekt von Bitterstoffen (Pomeranzenschale) und verdauungsfördernden Ätherisch-Öl-Drogen (Fenchel, Kamille, Pfefferminze, Kümmel) zu kombinieren. Geeignete Präparate sind z. B. Carminativum Hetterich oder Iberogast®.
  Tagesdosierung: 3 x 30 Tropfen, jeweils in ausreichendem Abstand (ca. 30 Minuten) von den

Mahlzeiten. Stecken Sie das Fläschchen mit den Tropfen ein, um es vor den Mahlzeiten auch außer Haus griffbereit zu haben.

- Wer gerne Kräutertee trinkt, für den bietet sich folgende Teemischung an:
  - 10 g Korianderfrüchte
  - 10 g angestoßene Fenchelfrüchte
  - 10 g angestoßene Kümmelfrüchte
  - 10 g Pfefferminzblätter
  - 5 g Wermutkraut
  - 5 g Anisfrüchte

Der Tee enthält vor allem Ätherisch-Öl-Drogen, die einen günstigen Einfluss auf die Verdauung haben.

1–2 Teelöffel der Mischung mit einem viertel Liter kochendem Wasser überbrühen, zugedeckt 5–7 Minuten ziehen lassen. 3 x täglich vor den Mahlzeiten 1–2 Tassen trinken.

- Eine andere Teemischung verwendet vor allem blähungsmindernde Pflanzen (Kümmel und Fenchel). Kamille fördert zusätzlich die Verdauung und entspannt den Magen-Darm-Trakt, zur Geschmacksverbesserung werden Anisfrüchte beigefügt:

– 20 g angestoßene Kümmelfrüchte
– 20 g angestoßene Fenchelfrüchte
– 20 g angestoßene Anisfrüchte
– 20 g Kamillenblüten

1–2 Teelöffel der Mischung mit einem viertel Liter kochendem Wasser überbrühen, zugedeckt 5–7 Minuten ziehen lassen. 3 x täglich vor den Mahlzeiten 1–2 Tassen trinken.

Durchfall

! Durchfall kann lebensbedrohlich sein!
Treten mehr als drei Durchfälle in acht Stunden auf, gehen Sie bitte zum Arzt – auch nachts und am Wochenende!
Sind Sie am Magen oder Darm operiert oder besteht die Gefahr eines Darmverschlusses, konsultieren Sie vor jeder Selbsthilfemaßnahme Ihren behandelnden Arzt!

– Sorgen Sie für eine ausreichende Flüssigkeitszufuhr. Trinken Sie warmes Wasser, Gemüsebrühe und Tee, v. a. milde Kräutertees wie Fencheltee.

- Die Blutwurz ist eine der gerbstoffhaltigsten Pflanzen. Sie wird bei akuten Durchfällen, hier vor allem bei blutigen Durchfällen eingesetzt, beispielsweise in Form einer Teemischung:
  - 20 g Blutwurzwurzelstock
  - 10 g Pfefferminzblätter
  - 10 g Kamillenblüten

1–2 Teelöffel der Mischung mit einem viertel Liter kochendem Wasser überbrühen, zugedeckt 5–7 Minuten ziehen lassen. 3 x täglich 1–2 Tassen trinken.

- Myrrhinil-Intest® ist ein Präparat, das die entzündungshemmende Kamille, die Myrrhe und die adsorbierende (Stuhl festigende) Kaffeekohle kombiniert.
  Tagesdosierung: 3 x 2–4 Tabletten.
- Rein adsorbierend ist Kohle. Heutzutage werden am ehesten Präparate aus Lindenholzkohle verabreicht. Die Kaffeekohle wirkt adsorbierend, leicht kreislaufanregend und darmreinigend. Auch bei durch Vergiftungen bedingten Magen-Darm-Entzündungen leistet sie gute Dienste. Dafür mehrmals täglich 1 Messerspitze oder 1 gestrichenen Teelöffel in Wasser verrühren und einnehmen.

! Ein ausreichend großer zeitlicher Abstand (mindestens 60 Minuten) zur Einnahme anderer Medikamente ist wichtig.

- Eine ähnliche Wirkung wie Kaffeekohle hat Heilerde (z. B. Luvos Heilerde ultrafein). 2 x täglich 1 Portionsbeutel in Wasser aufschwemmen und zügig trinken.
- Nehmen Sie Heidelbeermuttersaft oder getrocknete Heidelbeeren (5–8 Beeren vor dem Essen) ein. Heidelbeerfrüchte enthalten Gerbstoffe, die bei Durchfall dafür sorgen, dass die durchlässige Darmschleimhaut etwas abgedichtet wird. Die Farbstoffe wirken günstig auf die Gefäße und die Sauerstoffversorgung.
- Grüner und schwarzer Tee enthalten Gerbstoffe, die im Tee freigesetzt werden, wenn man ihn lange ziehen lässt (10–15 Minuten). Dafür braucht der Tee jedoch nicht stark zu sein. Süßen Sie mit etwas Traubenzucker oder Honig. Bitte verwenden Sie für Kinder den zweiten Aufguss eines Teebeutels.
- Benötigen Sie ein stärker wirksames Durchfallmittel, ist die Uzarawurzel, die in Fertigarzneimitteln (z. B. Uzara® Saft oder Dragees) verarbeitet ist, eine nebenwirkungsarme

Möglichkeit der Behandlung. Die Wurzel wirkt vorrangig krampflösend, hemmt die Darmbewegung und stillt so den Durchfall.

- Zusätzlich können Sie das entgiftend wirkende homöopathische Arzneimittel Okoubaka D3 (Globuli) einsetzen. Das homöopathische Mittel aus der Rinde eines afrikanischen Baumes hat sich bei Reisedurchfall, Unverträglichkeiten und Vergiftungserscheinungen bewährt. In der akuten Situation nimmt man das Mittel häufig, bis zu halbstündlich. Über die akute Situation hinaus nehmen Erwachsene 3 Wochen lang 3 x täglich 5 Globuli.
- Falls bei Ihnen Teile des Darms operativ entfernt wurden und Sie deshalb an Durchfall leiden (Kurzdarmsyndrom), gibt es auch hier bewährte Mittel: Fragen Sie Ihren Arzt bei schwerem anhaltendem Durchfall im Rahmen eines Kurzdarmsyndroms nach *Tinctura opii* (Opiumtinktur). Die Tinktur ist betäubungsmittelpflichtig, kann aber sehr schnell helfen. Bei einem Gallensäureverlustsyndrom können Sie zusätzlich Heilerde anwenden, (z. B. Luvos Heilerde ultrafein, 2 x täglich 1 Portionsbeutel).
- Als flüssige Aufbaunahrung hat sich Reisschleim bewährt. Dafür ca. 1 Liter Wasser mit

3–4 Esslöffeln Reis ca. 1 Stunde köcheln lassen, mit ein paar Tropfen Zitronensaft und Salz würzen.

– Ebenso geeignet ist eine leicht gesalzene Karottensuppe, die jedoch sehr lange kochen muss, um wirklich zu wirken.

Ein halbes Kilo Karotten schälen, in 1 Liter Wasser 1 Stunde weich kochen, pürieren, 1 knapp gestrichenen Teelöffel Kochsalz dazu geben, auf insgesamt 1 Liter Flüssigkeitsmenge auffüllen. Im weiteren Verlauf geeignet sind Kartoffeln, frisch geriebener Bananen- oder Apfelbrei.

Übelkeit und Erbrechen

! Bei Übelkeit und Erbrechen erst die Ursache klären lassen, damit entsprechend eine gezielte Wahl getroffen werden kann.

– Ein besonders gut geeigneter Heilpflanzentee ist die Pfefferminze, da das darin enthaltene Menthol krampflösend, aber auch leicht örtlich betäubend wirkt. Auch die Kamille eignet sich zur Behandlung. Achten Sie auf Ihre persönlichen Vorlieben und Abneigungen gegenüber den beiden Heilpflanzen.

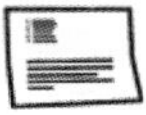

1 gehäuften Teelöffel Pfefferminzblätter oder Kamillenblüten mit 1 großen Tasse kochendem Wasser überbrühen, zugedeckt 5–10 Minuten ziehen lassen, abseihen und schluckweise trinken.

- Eine weitere Heilpflanze zur Behandlung von Übelkeit und Erbrechen ist der Ingwer. Eingesetzt wird er in Form von Ingwerkapseln (Zintona® Kapseln). Bei leichteren Formen kann auch gefriergetrockneter Ingwer aus dem Gewürzregal gekaut oder ein Tee aus frischer Ingwerwurzel zubereitet werden. Dafür ein 1 cm großes Stück Ingwerwurzel schälen, klein schneiden und mit 1 großen Tasse kochendem Wasser übergießen.
- Kommt die Übelkeit durch eine Unverträglichkeit von Nahrungsmitteln, hat sich auch hier das homöopathische Arzneimittel Okoubaka bewährt (3 x täglich 5 Globuli, im hochakuten Zustand häufigere Gaben).

Verdauungsstörungen allgemein

- Zur Behandlung von Verdauungsstörungen allgemein möchten wir die Verwendung von verdauungsfördernden Gewürzen in der Küche anraten, hier vor allem Thymian, Oregano, Majoran, Rosmarin, Petersilie, Knoblauch, Curry und Gelbwurz.
- Gelbwurz kann auch in Form von einem Fertigpräparat (Curcu-Truw®, Curcuma Kapseln der Klösterl-Apotheke) eingenommen werden, hier 2 x täglich 1 Kapsel.
- Unterstützen Sie die Verdauungsleistung, indem Sie in aller Ruhe essen und – wenn Ihnen dies angenehm ist – die Verdauungstätigkeit im schubfreien Intervall immer wieder durch eine feucht-warme Leber- oder Bauchauflage unterstützen.

* * *

Wir hoffen, der vorliegende Ratgeber konnte Ihnen verdeutlichen: Auch wenn Sie an einer bislang nicht heilbaren Krankheit leiden, die Ihr Leben prägt und einschränkt, gibt es eine ganze Reihe von Möglichkeiten, wie Sie selbst Einfluss auf Ihren Gesundheitszustand nehmen können. Unterschätzen Sie nicht, welchen Einfluss Ihr Lebensstil auf Ihr Befinden, Ihre Krankheit, vor allem aber Ihre Gesundheit hat.

Wir würden uns freuen, wenn Sie die eine oder andere Anregung umsetzen – und dabei entdecken, was Ihnen gut tut, welche der vielen Vorschläge tatsächlich Ihr Befinden verbessern.

Lassen Sie sich nicht entmutigen, wenn auch einmal unmittelbare Erfolge ausbleiben! Bei der Suche nach den geeigneten naturheilkundlichen Mitteln muss man immer darauf achten, was einem selbst gut tut. Bleibt die positive Wirkung einer Maßnahme aus, so muss man sich weiter umschauen, um den eigenen Weg zu mehr Gesundheit und Lebensqualität zu finden.

Wir hoffen, dass die eine oder andere Heilpflanze Sie auf diesem Weg begleitet und dass Sie erleben, wie wohltuend es ist, sich jeden Tag eine gewisse Aus-Zeit zu nehmen – z. B. für Yoga, Entspannungs- oder Atemübungen. Hören Sie in sich hinein und versuchen Sie, sich etwas besser abzugrenzen von all den Dingen, die Sie belasten und die nicht immer „leicht zu verdauen“ sind.

Die Autorin

Annette Kerckhoff, Heilpraktikerin mit MSc für integrative Gesundheitsförderung, ist seit 1989 als Fachjournalistin für Komplementärmedizin tätig. Sie hat zahlreiche Ratgeber und Patienteninformationen geschrieben.
Die laienverständliche Darstellung von medizinischem Fachwissen und die Vermittlung von Selbsthilfemaßnahmen als Ergänzung zur ärztlichen Therapie sind ihre beruflichen Schwerpunkte. Annette Kerckhoff arbeitet hauptberuflich für Natur und Medizin, die Fördergemeinschaft der Carstens-Stiftung.

Der Autor

Prof. Dr. Jost Langhorst ist Facharzt für Innere Medizin und Gastroenterologie mit den Zusatzbezeichnungen Naturheilverfahren und Psychotherapie. Im Zentrum seiner klinischen und wissenschaftlichen Arbeit steht die Integrative Medizin mit den Forschungsschwerpunkten Phytotherapie und naturheilkundliche Ordnungstherapie bei chronisch entzündlichen Darmerkran-

kungen. 2008 habilitierte er sich an der Universität Duisburg-Essen zum Thema „Strukturierte Lebensstilmodifikation in der Therapie von chronisch entzündlichen Darmerkrankungen“.
Dr. Langhorst ist leitender Oberarzt in der Klinik für Naturheilkunde und Integrative Medizin. In Seminaren und Selbsthilfegruppen sucht er Kontakt zu den Patienten, um die Medizin nicht aus dem Elfenbeinturm, sondern auch und direkt am Menschen zu erforschen und zu praktizieren.

Die Buchreihe *Was tun bei ...* im KVC Verlag

I. Gerhard, A. Kerckhoff (2011)
Endometriose

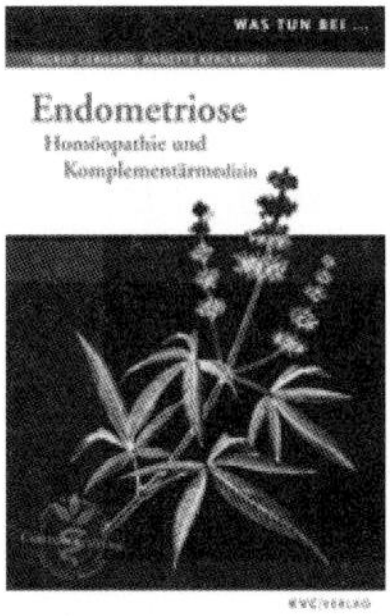

A. Kerckhoff, S. Kruse (2004)
Mittelohrentzündung

A. Kerckhoff (2004)
Nasennebenhöhlenentzündung

A. Kerckhoff (2005)
Heuschnupfen

A. Kerckhoff (2010)
Prüfungsangst

A. Kerckhoff, A. Michalsen (2005)
Raucherentwöhnung

A. Kerckhoff, J. Wilkens (2006)
Schlaganfall – Vorbeugung und Nachbehandlung

A. Kerckhoff, J. Wilkens (2006)
Wundheilung nach Operationen

A. Kerckhoff, S. v. Frankenberg (2007)
Kopfschmerzen von Kindern

J. Langhorst, A. Kerckhoff (2. Aufl. 2010)
Colitis ulcerosa und Morbus Crohn – Naturheilkunde und Integrative Medizin

T. Rampp, A. Kerckhoff (2010)
Heilfasten

B. Schüler (2008)
Selbsthilfe bei Trockenen Augen

G. Spahn, A. Kerckhoff (2007)
Nebenwirkungen einer Krebstherapie

J. Wilkens, A. Kerckhoff (2009)
Parkinson – Selbsthilfe und Komplementärmedizin

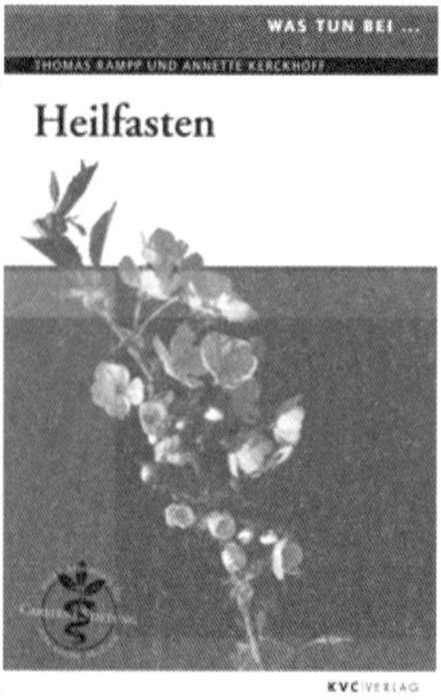